VEGETARIANISMO E VEGANISMO EM NUTRIÇÃO MATERNO-INFANTIL

Rachel Francischi

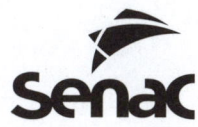

Administração Regional do Senac no Estado de São Paulo

Presidente do Conselho Regional
Abram Szajman

Diretor do Departamento Regional
Luiz Francisco de A. Salgado

Superintendente Universitário e de Desenvolvimento
Luiz Carlos Dourado

Editora Senac São Paulo

Conselho Editorial
Luiz Francisco de A. Salgado
Luiz Carlos Dourado
Darcio Sayad Maia
Lucila Mara Sbrana Sciotti
Luís Américo Tousi Botelho

Gerente/Publisher
Luís Américo Tousi Botelho

Coordenação Editorial
Ricardo Diana

Prospecção
Dolores Crisci Manzano

Administrativo
Verônica Pirani de Oliveira

Comercial
Aldair Novais Pereira

Coordenação de Arte
Antonio Carlos De Angelis

Coordenação de E-books
Rodolfo Santana

Coordenação de Revisão de Texto
Marcelo Nardeli

Revisão Técnica
Suzana Cristina de Toledo Camacho Lima

Revisão de Texto
Daniele Lippert dos Santos e Marcelo Nardeli

Projeto Gráfico
Alexandre Lemes da Silva
Emília Correa Abreu

Capa
Antonio Carlos De Angelis

Editoração Eletrônica
Michel Iuiti Navarro Moreno

Ilustrações
Valdemir Nunes da Costa

Imagens
Adobe Stock Photos

Impressão e Acabamento
Visão Gráfica

Proibida a reprodução sem autorização expressa.
Todos os direitos desta edição reservados à
Editora Senac São Paulo
Av. Engenheiro Eusébio Stevaux, 823 – Prédio Editora
Jurubatuba – CEP 04696-000 – São Paulo – SP
Tel. (11) 2187-4450
editora@sp.senac.br
https://www.editorasenacsp.com.br

© Editora Senac São Paulo, 2023

VEGETARIANISMO E VEGANISMO EM NUTRIÇÃO MATERNO-INFANTIL

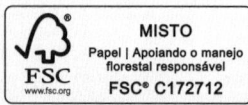

Dados Internacionais de Catalogação na Publicação (CIP)
(Simone M. p. Vieira - CRB 8ª/4771)

Francischi, Rachel
    Vegetarianismo e veganismo em nutrição materno-infantil / Rachel Francischi. São Paulo : Editora Senac São Paulo, 2023.

   Bibliografia.
   ISBN 978-85-396-4088-1 (impresso/2023)
   e-ISBN 978-85-396-4089-8 (ePub/2023)
   e-ISBN 978-85-396-4090-4 (PDF/2023)

   1. Alimentação vegetariana 2. Alimentação vegana 3. Vegetarianismo infantil 4. Gastronomia vegetariana 5. Gastronomia vegana 6. Gestante vegetariana – Suplementação alimentar 7. Nutrição aplicada I. Título. II. Série.

23-1876s   CDD – 613.262
                                                     618.242
                                                     618.9239
                                         BISAC HEA048000
                                                HEA041000
                                                MED060000
                                                CKB107000
                                                CKB125000
                                                CKB086000

Índice para catálogo sistemático:
   1. Nutrição vegetariana e vegana   613.262
   2. Nutrição materna : Vegetarianismo e veganismo   618.242
   3. Nutrição infantil : Vegetarianismo e veganismo   618.9239

Sumário

Nota do editor, 7

Capítulo 1
Introdução, 9
   1 Conceitos, tipos e princípios da alimentação vegetariana e vegana, 10
   2 O paradigma da alimentação baseada em alimentos de origem animal, 14
   3 Os benefícios e os impactos do vegetarianismo e do veganismo para a saúde e para o planeta, 16
   4 Metabolismo e avaliação nutricional no vegetarianismo e veganismo, 22
   Considerações finais, 23
   Referências, 24

Capítulo 2
Micronutrientes, 27
   1 Ferro, 28
   2 Vitamina B12, 37
   3 Cálcio, 43
   Considerações finais, 47
   Referências, 48
   Anexo, 51

Capítulo 3
Proteínas e demais micronutrientes críticos, 53
   1 Proteínas, 54
   2 Vitamina D, 64
   3 Zinco, 68
   4 Colina, 69
   Considerações finais, 71
   Referências, 72

Capítulo 4
Gestante e nutriz, 75
   1 Vulnerabilidade nutricional na gestante e na nutriz vegetarianas, 76
   2 O leite produzido pela mãe vegetariana ou vegana, 79
   3 Peso corporal e necessidades energéticas, 80
   4 Macronutrientes: cálculo e planejamento alimentar, 84
   5 Micronutrientes: cálculo e planejamento alimentar, 90
   6 Exames laboratoriais e suplementação, 94
   Considerações finais, 95
   Referências, 96

Capítulo 5
Bebês (0 a 2 anos), 101
   1 Vegetarianismo e crescimento infantil, 103
   2 Primeiros seis meses de vida: aleitamento, 104
   3 Após seis meses: alimentação complementar vegetariana, 109
   4 Introdução alimentar e continuidade do aleitamento materno, 110
   5 Alimentação complementar do bebê vegetariano não amamentado, 111
   6 Alimentação vegetariana dos 6 aos 24 meses de idade, 112
   7 Suplementação do bebê vegetariano, 118
   Considerações finais, 120
   Referências, 122

Capítulo 6
Crianças (2 a 12 anos), 127

1. A ascensão do vegetarianismo infantil, 128
2. Recomendações nutricionais da criança vegetariana, 130
3. Vegetarianismo e massa óssea em crianças, 134
4. Proteínas e crianças vegetarianas, 138
5. Atenção especial para vitamina B12 em crianças vegetarianas, 141
6. Ferro, zinco e demais micronutrientes em crianças vegetarianas, 143
7. Estratégias para aceitação dos alimentos do plano alimentar, 145
8. Transtornos alimentares e vegetarianismo, 147

Considerações finais, 148

Referências, 149

Capítulo 7
Gastronomia vegetariana e vegana, 153

1. Origens da gastronomia vegana e os bastidores da carne suculenta, 155
2. Como substituir os ingredientes animais nas receitas, 166
3. Fatores antinutricionais e técnicas de preparo, 168
4. Ingredientes versáteis e preparações veganas, 171

Considerações finais, 173

Referências, 174

Capítulo 8
Prescrição nutricional na prática, 177

1. Caso clínico 1: passo a passo para o cálculo e planejamento do plano alimentar e suplementação de uma gestante vegana, 178
2. Caso clínico 2: passo a passo para a escolha de uma fórmula infantil para bebê de 6 meses filho de casal vegano, 189
3. Caso clínico 3: passo a passo para a consulta de introdução alimentar de bebê vegetariana, 198

Considerações finais, 206

Referências, 207

Sobre a autora, 211

Nota do editor

No Brasil e no mundo, observa-se um número crescente de pessoas que adotam uma dieta vegetariana ou vegana. Essa é uma escolha que envolve não só questões alimentares e nutricionais, mas também éticas e ambientais e que vem na esteira de uma maior tomada de consciência em relação ao consumo, ao meio ambiente e à sustentabilidade.

Apesar dos inúmeros estudos científicos que atestam a segurança nutricional de uma alimentação bem planejada baseada em plantas e que comprovam seus benefícios tanto em relação à saúde humana como à do planeta, muitos mitos ainda cercam o assunto, sobretudo quando se fala da alimentação de grupos considerados de maior vulnerabilidade nutricional, como gestantes, lactantes, bebês e crianças.

Este livro se propõe a desfazer esses mitos, discutindo, com base em evidências científicas, o paradigma da alimentação de origem animal, o planejamento alimentar de gestantes, nutrizes, bebês e crianças de até 12 anos com alimentação vegetariana e vegana, a elaboração de cardápios balanceados para esse público e a suplementação de nutrientes, além das questões éticas ambientais envolvidas.

É entendendo a importância desses temas e de formar profissionais de saúde capacitados para lidar com essas demandas da atualidade que o Senac São Paulo apresenta esta publicação. Com ela esperamos contribuir para que esses profissionais possam realizar um atendimento clínico e uma prescrição nutricional adequados para o público que não consome carne ou outros alimentos de origem animal.

Capítulo 1
Introdução

O vegetarianismo é a alimentação baseada em plantas, que exclui qualquer tipo de carne (bovina, suína, de aves, peixes e frutos do mar, por exemplo) do cardápio. Alguns tipos de vegetarianismo incluem na dieta leite animal e seus derivados, assim como ovos e mel.

Há um aumento crescente no número de vegetarianos no Brasil e no mundo, um fato concomitante com o aumento de estudos científicos sobre os benefícios dessa alimentação e os possíveis riscos relacionados a deficiências nutricionais.

Apesar da robusta evidência científica atual que comprova a segurança e os benefícios do vegetarianismo para a saúde humana, ainda há bastante falta de conhecimento entre profissionais de saúde sobre esse tema, em especial sobre os riscos do vegetarianismo em populações de maior vulnerabilidade nutricional, como é o caso do grupo materno-infantil.

Neste livro, conheceremos as premissas da alimentação baseada em plantas e os impactos para a saúde e o planeta, trazendo informações para o atendimento clínico e a prescrição nutricional para a gestante e nutriz vegetariana e vegana, assim como a introdução alimentar de bebês e a alimentação de crianças de até 12 anos.

No presente capítulo, apresentamos os conceitos básicos do vegetarianismo, desmistificando o paradigma da alimentação baseada em alimentos de origem animal e apresentando os aspectos principais do metabolismo e a avaliação nutricional de pacientes vegetarianos e veganos.

1 Conceitos, tipos e princípios da alimentação vegetariana e vegana

O vegetarianismo é o regime alimentar que exclui todos os alimentos do grupo das carnes animais, de todos os tipos. Além disso, dependendo da exclusão de outros grupos alimentares ou do estilo de vida, a dieta pode receber diferentes terminologias:

- **Ovolactovegetariana:** consomem-se ovos, leite e laticínios.
- **Lactovegetariana:** utiliza leite e laticínios na alimentação.
- **Ovovegetariana:** utiliza ovos na alimentação.
- **Vegetariana estrita:** não utiliza nenhum produto de origem animal na alimentação.
- **Vegana:** não consome nenhum produto de origem animal nem utiliza qualquer produto que gere exploração e/ou sofrimento animal, por exemplo: roupas (lã, couro e seda); cosméticos que tenham sido testados em animais ou que contenham qualquer

ingrediente de origem animal; produtos de entretenimento, esportes ou pesquisas que usam animais (SLYWITCH, 2022).

Na literatura científica, é frequente o termo "alimentação vegana" como sinônimo de "alimentação vegetariana estrita", embora a diferença entre os dois termos resida em aspectos não dietéticos. Porém, do ponto de vista nutricional, a adoção dessa nomenclatura nos estudos médicos e nutricionais é válida (SLYWITCH, 2022).

A alimentação vegetariana pode ser bastante diversa em função da ampla gama de alimentos vegetais disponíveis para compor o cardápio. Uma alimentação vegetariana bem planejada contém folhas, legumes, frutas, cereais integrais, leguminosas, oleaginosas e sementes (MELINA; CRAIG; LEVIN, 2016), como representado na figura 1.

Figura 1 – Alimentos vegetarianos estritos

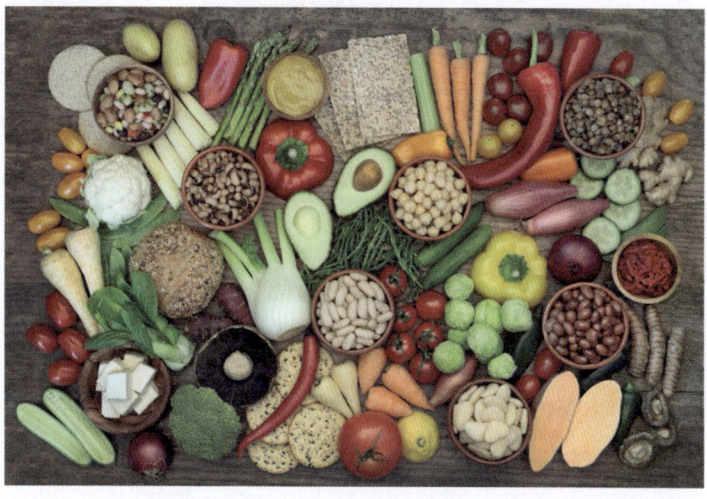

Com o aumento do consumo de produtos processados e ultraprocessados nas últimas décadas, fica evidente que é possível seguir uma alimentação vegetariana baseada em produtos industrializados que não contenham ingredientes animais. Por exemplo, uma alimentação baseada em biscoitos e salgadinhos de pacote, macarrão instantâneo e refrigerantes pode ser vegetariana ou até mesmo vegetariana estrita (figura 2). Contudo, apesar de esses alimentos poderem ser a base alimentar de vegetarianos, a escolha por essa dieta não se dá por razões relacionadas à saúde.

Figura 2 – Alimentos ultraprocessados sem ingredientes de origem animal

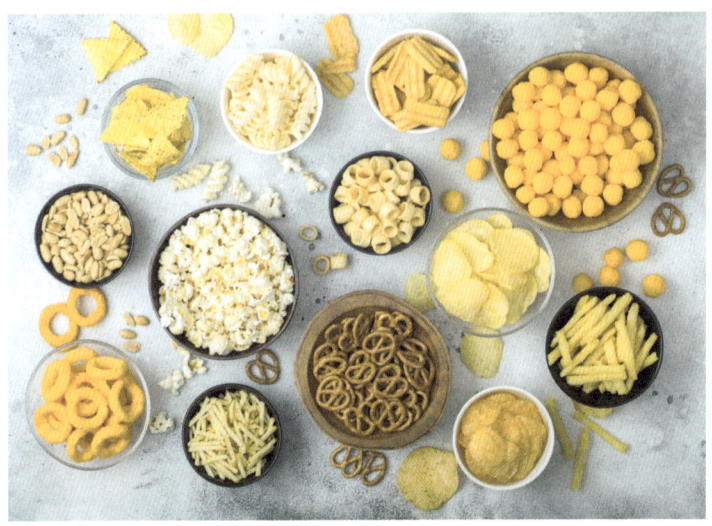

Para abordar os aspectos médicos e nutricionais relacionadas à dieta vegetariana, o termo "dieta baseada em plantas" (do inglês *plant-based diet*) é preferencialmente utilizado na literatura médica e científica recente para diferenciar os padrões alimentares dos indivíduos estudados.

- **Dieta baseada em plantas (*plant-based diet*):** alimentação baseada em vegetais, cereais integrais, leguminosas, oleaginosas, sementes e frutas que exclui alimentos de origem animal.

Em especial, o termo "dieta baseada em plantas integrais" (do inglês *whole food plant-based diet*) foi criado em 1980 pelo pesquisador dr. Thomas Colin Campbell justamente para diferenciar dietas baseadas em vegetais saudáveis e não saudáveis (SLYWITCH, 2022).

É importante esclarecer que a indústria de alimentos tem utilizado o termo "baseado em plantas" para comercializar diversos produtos que excluem ingredientes animais. No entanto, esses produtos não contêm nutrientes – como fibras e fitoquímicos – naturalmente presentes em alimentos vegetais, e podem incluir ingredientes não animais como gordura hidrogenada, açúcares, sal e aditivos químicos. Assim, o termo "baseado em plantas integrais" parece ser o mais adequado para se referir à alimentação vegana saudável nos estudos sobre padrões dietéticos e saúde humana.

Esclarecer essa possível ambiguidade é fundamental para que possamos avaliar tecnicamente os efeitos na saúde e nutrição dos diferentes tipos de dieta.

Na avaliação nutricional, o profissional de saúde deve conhecer essas definições e também estar ciente de que é comum pessoas se autorreferirem vegetarianas, embora consumam carne animal ou façam outros tipos de dietas de exclusão. Por exemplo, pessoas que excluem carnes vermelhas mas consomem carnes brancas, ou aquelas que são vegetarianas a maior parte dos dias, mas que não excluem totalmente as carnes do cardápio. Para explicitar as diferenças nesses padrões dietéticos, a terminologia científica também utiliza os termos "flexitarianas" ou "semivegetarianas" para se referir a essas pessoas.

- **Flexitarianos ou semivegetarianos:** consomem ovos, leite e laticínios e, ocasionalmente, carne ou peixe na sua alimentação.

Outros padrões dietéticos sugerem semelhanças ao vegetarianismo, porém não necessariamente excluem carnes do cardápio. É o caso dos *macrobióticos*, que seguem uma dieta específica baseada em sua filosofia de vida, e também os *crudívoros*, que consomem apenas alimentos crus ou que não foram aquecidos a mais de 42 °C. Os *frugívoros* consomem apenas frutas e vegetais, baseando suas escolhas botanicamente e não nutricionalmente. Frugívoros são vegetarianos estritos. Apesar de existirem diferentes padrões dietéticos e crescente aumento no número de pessoas vegetarianas e veganas, no mundo atual o padrão mais comum é o *onívoro*, ou seja, aquele que consome tanto plantas como animais em seu cardápio (SLYWITCH, 2022).

Inúmeras são as razões que levam uma pessoa a optar pelo vegetarianismo, entre elas a preocupação com o meio ambiente, o desejo de ter um estilo de vida mais saudável, crenças religiosas, tradições culturais, ioga, razões econômicas e preferências individuais. Cada padrão dietético tem suas especificidades, restrições e diferentes implicações na nutrição e saúde. O profissional de nutrição deve ser isento de julgamentos morais e preconceitos sobre aspectos socioculturais, religiosos e afins das escolhas alimentares de cada pessoa e se ater aos princípios científicos nutricionais para uma conduta ética que faça jus à sua idoneidade profissional.

A adoção do vegetarianismo pode reduzir a ingestão de alguns nutrientes, porém deficiências nutricionais são evitadas com o planejamento dietético adequado. A nomenclatura aqui apresentada pode transmitir a ideia errônea de que seria possível determinar o estado nutricional de alguém se baseando no seu padrão dietético. No entanto, indicativos nutricionais apenas do ponto de vista populacional podem ser inferidos pelo padrão dietético. Jamais uma avaliação nutricional individual pode ser feita apenas pela escolha dietética de determinado tipo de vegetarianismo.

2 O paradigma da alimentação baseada em alimentos de origem animal

A palavra "paradigma" é usada na ciência para se referir a determinada estrutura teórica e à perspectiva geralmente aceita de uma disciplina em determinado momento. Assim, paradigma refere-se ao conjunto de pressupostos, conceitos, valores e práticas que constituem uma forma de ver a realidade (SABATÉ, 2003). O termo "mudança de paradigma" foi proposto por Thomas Kuhn (1962) para definir mudanças repentinas ou avanços no pensamento científico, ou seja, uma mudança de paradigma ocorre quando uma visão de mundo conceitual é substituída por outra.

Vivemos uma mudança de paradigma na alimentação baseada em alimentos de origem animal. Por muitas décadas, acreditou-se erroneamente que alimentos animais seriam essenciais para a nutrição humana, em especial, por serem fontes de proteínas de alto valor biológico e micronutrientes, como ferro e vitamina B12.

Ao longo do século XX, a expectativa de vida humana aumentou acentuadamente. A transição epidemiológica demonstrou que os padrões de doenças passaram de deficiências nutricionais e infecções para doenças não transmissíveis. Com isso, as políticas e pesquisas de nutrição também mudaram seus enfoques e vêm possibilitando uma mudança de paradigma sobre a alimentação humana.

Uma dieta adequada é a que previne deficiências nutricionais, fornecendo nutrientes e energia suficientes para o crescimento, desenvolvimento e reprodução humana. Além disso, uma dieta adequada também deve promover saúde e longevidade, reduzindo o risco de doenças crônicas (SABATÉ, 2003). Os avanços científicos têm possibilitado uma maior compreensão das dietas vegetarianas na saúde e na doença humana, bem como para o meio ambiente.

Entre os anos 1960 e 1990, a literatura científica sobre dietas vegetarianas retratou prioritariamente estudos sobre deficiências nutricionais e relatos de casos de déficit de crescimento em crianças (ROBSON JUNIOR et al., 1974; SHULL et al., 1977; SABATÉ, 2003). Eram estudos mais simples de serem realizados do que acompanhar vegetarianos a longo prazo, como é necessário para as pesquisas em saúde pública. Os métodos clássicos da pesquisa em nutrição, como testes de laboratório, experimentos com animais ou estudos metabólicos humanos, podem ser adequados para examinar diferentes aspectos das dietas vegetarianas. No entanto, a epidemiologia nutricional é necessária para abordar diretamente o efeito das dietas vegetarianas nas doenças crônicas e na longevidade (SABATÉ, 2003).

As pesquisas epidemiológicas das últimas décadas sobre os efeitos de vários alimentos vegetais no organismo humano estão expandindo a compreensão dos cientistas sobre o papel que esses alimentos têm na saúde e nutrição humanas. Assim, cresce a documentação científica dos benefícios importantes e quantificáveis das dietas vegetarianas e veganas tanto para a saúde do ser humano quanto para o meio ambiente. Isso muda o paradigma: dietas amplamente baseadas em alimentos vegetais, como dietas vegetarianas e veganas bem equilibradas, são mais associadas à melhora da saúde do que ao risco de doenças, em contraste com as dietas à base de carne (SABATÉ, 2003).

3 Os benefícios e os impactos do vegetarianismo e do veganismo para a saúde e para o planeta

Um número crescente de meta-análises e revisões sistemáticas vem comprovando que dietas vegetarianas reduzem risco de várias doenças não transmissíveis, como doenças cardiovasculares, diabetes, câncer de mama e câncer de próstata (SLYWITCH, 2022).

Há evidências para recomendar dietas vegetarianas e veganas para alcançar e manter um peso saudável (MELINA; CRAIG; LEVIN, 2016). O Estudo Longitudinal de Saúde Adventista 2, que incluiu mais de 60 mil sujeitos, demonstrou maior índice de massa corporal (IMC) em indivíduos comedores de carne (IMC = 28,8 kg/m^2) e menor nos que evitaram todos os produtos de origem animal (IMC = 23,6 kg/m^2) (TONSTAD et al., 2009). O peso corporal saudável está associado à melhora da função cardiovascular e da sensibilidade à insulina, bem como à redução no risco de outras doenças não transmissíveis. Pesquisas também indicam que o uso terapêutico de dietas vegetarianas é eficaz no tratamento de sobrepeso e obesidade, podendo ser melhor do que dietas onívoras para o mesmo propósito (MELINA; CRAIG; LEVIN, 2016).

Dietas vegetarianas estão associadas à redução de mortalidade e do risco de doenças cardiovasculares (ORLICH et al., 2013; MELINA; CRAIG; LEVIN, 2016). Além disso, melhoram vários fatores de risco modificáveis de doenças cardíacas, incluindo obesidade abdominal, pressão arterial, perfil lipídico sérico e glicemia, bem como diminuem marcadores inflamatórios, reduzem estresse oxidativo e protegem a formação de placas ateroscleróticas (HUANG et al., 2012; MELINA; CRAIG; LEVIN, 2016).

Vegetarianos e veganos têm menor risco de diabetes tipo 2. A prevalência de diabetes em comedores de carne chega a ser duas vezes maior, mesmo após a correção de IMC (TONSTAD et al., 2009). O Estudo Longitudinal de Saúde Adventista 2 demonstrou que as chances de desenvolver diabetes foram reduzidas em 77% para veganos e em 54% para vegetarianos em comparação com não vegetarianos, ajustados para idade. Mesmo com os ajustes estatísticos para IMC e outros fatores de confusão, a associação permaneceu forte. Os veganos eram 62% menos propensos a desenvolver diabetes, enquanto os lacto-ovovegetarianos eram 38% menos propensos (TONSTAD et al., 2009).

Benefícios também têm sido documentados na melhora da resposta metabólica e imunológica de vegetarianos em doenças infecciosas, inclusive pandêmicas, como é o caso da Covid-19. Recente estudo clínico com cerca de 3 mil participantes demonstrou que pessoas que seguem alimentação baseada em plantas e que consomem menos carne tiveram 73% menos chance de sofrer infecção severa/moderada por Covid-19, enquanto pessoas com alto consumo de alimentos animais têm risco três vezes maior de infecção grave/moderada por Covid-19 (KIM et al., 2021).

Acredita-se que a base para desfechos metabólicos tão positivos na alimentação vegetariana seja o fato de que a alimentação integral baseada em vegetais aumenta substancialmente o consumo de fibras e fitoquímicos, modula positivamente a microbiota e reduz o consumo de todos os elementos negativos presentes nos animais (SLYWITCH, 2022)

Alimentos originários do reino vegetal têm 64 vezes mais antioxidantes do que alimentos provindos do reino animal (CARLSEN *et al.*, 2010). Os antioxidantes são descritos como protetores para doenças não transmissíveis. Por exemplo, propriedades anticarcinogênicas foram descritas em uma infinidade de substâncias presentes principalmente em frutas, folhas e outros alimentos do reino vegetal. Esses alimentos são fontes não apenas de vitaminas, como os carotenoides, ácido ascórbico, tocoferóis e ácido fólico, mas também de fibras, indóis, tiocianatos, cumarinas, fenóis, flavonoides, terpenos, antocianinas, inibidores de protease, esteróis vegetais e ampla gama de outros fitoquímicos ainda desconhecidos (SABATÉ, 2003).

Vejamos o impacto antioxidante da alimentação vegana. Vamos supor uma dieta onívora com 1 porção/dia de carne e 3 porções/dia de laticínios (como preconizado em muitas recomendações dietéticas), que soma aproximadamente 500 kcal de alimentos animais com baixo teor antioxidante (0,18 mmol/100 g) (SLYWITCH, 2022). Em uma dieta de 1.500 kcal para mulheres, isso equivale a 33,3% da dieta composta por alimentos com baixo teor antioxidante. A substituição desses produtos de origem animal por vegetais (11,57 mmol/100 g de teor antioxidante) aumenta substancialmente a ingestão de antioxidantes e representa inúmeros benefícios à saúde (SLYWITCH, 2022).

 **PARA SABER MAIS**

Alguns documentários aprofundam as questões ambientas, sociais, políticas, econômicas, nutricionais e médicas do veganismo. Vale a pena assistir:

1. ***Cowspiracy: o segredo da sustentabilidade*** (*Cowspiracy: the sustainability secret*) (COWSPIRACY, 2014): com direção de Kip Andersen e Keegan Kuhn e produção executiva de Leonardo DiCaprio, o filme aborda a importância do veganismo e os impactos da indústria

agropecuária com uma perspectiva diferenciada e denunciatória, quebrando vários paradigmas.

2. ***Que raio de saúde*** (*What the health*) (WHAT THE HEALTH, 2017): com direção de Kip Andersen e Keegan Kuhn, questiona as práticas das principais organizações de saúde e farmacêuticas e critica o impacto do consumo de carne, peixe, ovos e laticínios na saúde.

3. ***Amazônia em chamas*** (*Takeout*) (TAKEOUT, 2020): com direção de Michal Siewierski, o documentário aborda as queimadas que devastam a Floresta Amazônica no Brasil por meio de imagens exclusivas e entrevistas, denunciando a ligação entre o desmatamento e a indústria da carne.

Diversas entidades nacionais e internacionais são favoráveis ao vegetarianismo, inclusive para crianças. Segundo a Associação Dietética Americana (MELINA; CRAIG; LEVIN, 2016), a Academia Americana de Pediatria (AAP, 2014) e a Sociedade Brasileira de Pediatria (SBP, 2017), uma dieta vegetariana balanceada é capaz de promover crescimento e desenvolvimento adequados em crianças e adolescentes. Indubitavelmente, as dietas vegetarianas e veganas precisam ser bem planejadas. As entidades sinalizam que, por serem mais suscetíveis a desenvolver deficiências de nutrientes, as pessoas de maior vulnerabilidade nutricional, como é o caso do grupo infantil, devem ser adequadamente monitoradas e muitas vezes suplementadas, já que o risco é proporcional a um consumo menor (e menos variado) dos grupos alimentares. O mesmo vale para gestantes e nutrizes (AMIT, 2010).

Apesar da crescente evidência científica, ainda surgem posicionamentos contrários ao vegetarianismo e ao veganismo na literatura médica. Por exemplo, em 2019, a Academia Real Belga de Medicina publicou um artigo desencorajando o veganismo na infância que foi alvo de severas críticas da comunidade científica (QUESTIONS ANIMALISTES, 2019).

Estudos mais antigos, utilizando metodologias não acuradas, relataram efeitos negativos de dietas macrobióticas ou restritivas como se fossem dietas vegetarianas e veganas (ROBSON JUNIOR et al., 1974; SHULL et al., 1977). Esses estudos foram uns dos principais responsáveis pelos mitos e desinformação sobre o veganismo e o vegetarianismo na nutrição, especialmente materno-infantil. Por isso é tão importante o profissional de saúde saber interpretar corretamente os artigos científicos sobre padrões dietéticos.

Além dos benefícios diretos para a saúde humana, a saúde do planeta também se beneficia enormemente com uma alimentação sem animais.

Há muita preocupação sobre o uso de agrotóxicos e pesticidas na alimentação e seus efeitos na saúde humana. No entanto, sabe-se que a maior fonte alimentar de contaminantes ambientais são os alimentos animais. Por exemplo, a maior contaminação humana por organoclorados vem do consumo de carne e produtos derivados de animais (SLYWITCH, 2022). A produção de 1 kg de proteína de carne bovina comparada com a produção de 1 kg de proteína de feijões requer 18 vezes maior área de plantio, 10 vezes mais água, 12 vezes mais fertilizantes, 9 vezes mais combustíveis e 10 vezes mais pesticidas (SABATÉ; HARWATT; SORET, 2016).

Vivemos uma crise ambiental sem precedentes na história da humanidade: entramos na sexta extinção em massa desde o início da vida no planeta, pela primeira vez causada pelo impacto de uma única espécie sobre o ambiente, o *Homo sapiens* (SCHUCK; RIBEIRO, 2015). Mais de 70% da superfície terrestre foi alterada pelo ser humano (florestas, savanas, solos, rios, oceanos e até a atmosfera). Estimativas apontam, ainda, que a cada minuto mais de 200.000 m² de floresta são perdidos, nossos oceanos estão cada vez mais ácidos, e a exploração da vida marinha ultrapassou os limites da sustentabilidade (SCHUCK; RIBEIRO, 2015).

A pecuária é definida como a produção e exploração de animais terrestres e aquáticos para consumo humano. Segundo as Nações Unidas, essa atividade é uma das principais fontes de degradação ambiental (STEINFELD et al., 2006), pois exige áreas extensas e grande volume de recursos naturais e energéticos, além de gerar bilhões de toneladas de resíduos sólidos, líquidos e gasosos, causando destruição de florestas, desertificação, perda de biodiversidade, escassez de água doce, poluição da água, acidificação dos oceanos e erosão do solo.

O Brasil já possui mais gado bovino do que pessoas. Segundo o relatório da Comissão *The Lancet* (IDEC, 2019), no Brasil a expansão da agropecuária envolve, em certos casos, práticas ilegais, como o desmatamento e a grilagem de terras, além do uso extensivo de agrotóxicos. A atividade também é a principal fonte de emissão de gases de efeito estufa no Brasil, tendo sido responsável por mais de 70% das emissões em 2017.

A crise ambiental é profundamente ampliada por nossos hábitos de consumo, principalmente alimentares. Criamos um sistema de produção de alimentos altamente ineficiente. Enquanto somos cerca de oito bilhões de seres humanos na Terra, anualmente criamos e abatemos mais de 70 bilhões de animais terrestres e um número ainda maior de animais aquáticos (SCHUCK; RIBEIRO, 2015). Cada animal precisa de solo, água, comida e energia, produz quantidade expressiva de dejetos e emite poluentes. As cifras são assustadoras. Em média, para alimentar animais criados para consumo são usadas aproximadamente 10 vezes mais calorias do que as contidas em sua carne (SCHUCK; RIBEIRO, 2015).

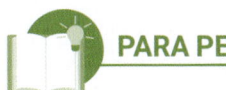

PARA PENSAR

Quais os impactos ambientais positivos do veganismo? Reflita sobre as consequências da criação e do consumo de animais em cada um dos seguintes aspectos e sobre como a adoção de uma alimentação sem animais seria vantajosa para o planeta Terra:

- efeito estufa;
- impacto nos mananciais hídricos e escassez de água;
- poluição;
- crise nos oceanos;

- perturbação no ciclo de nutrientes (em especial nitrogênio e fósforo);
- uso de terras, desmatamento, desertificação e perda de hábitats;
- extinção de espécies;
- riscos à saúde pública com contaminações, resistência a antibióticos e zoonoses.

4 Metabolismo e avaliação nutricional no vegetarianismo e veganismo

O metabolismo de pessoas vegetarianas e veganas é o mesmo metabolismo de onívoros. A avaliação nutricional deve seguir os mesmos preceitos, independentemente do tipo de dieta. No entanto, a ênfase na avaliação de nutrientes críticos e o manejo clínico em suplementação nutricional são habilidades requeridas do profissional de nutrição que trabalha com pessoas vegetarianas e veganas.

Como vimos, a dieta vegetariana pode se basear em alimentos ultraprocessados e ser pouco variada, resultando em carência nutricional, assim como uma dieta onívora pode ser rica em alimentos vegetais e fibras. A avaliação individual clínica é essencial para o planejamento dietético adequado.

A avaliação do estado nutricional é composta por várias informações que o profissional de saúde obtém sobre cada pessoa por meio de diferentes métodos. Uma anamnese detalhada, a avaliação da ingestão alimentar por inquéritos apropriados, a avaliação antropométrica e a interpretação de exames bioquímicos compõem a avaliação nutricional (figura 3), todos esses necessários para a realização de um diagnóstico nutricional preciso e a indicação da conduta profilática ou terapêutica mais adequada.

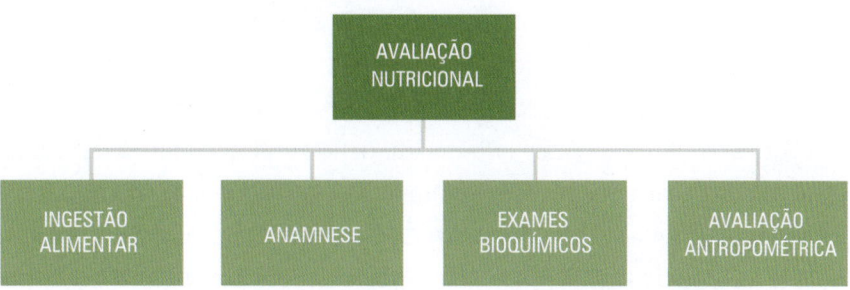

Figura 3 – Componentes da avaliação nutricional

Os nutrientes que discutiremos em capítulos posteriores são aqueles cujas fontes são prioritariamente alimentos animais. Vamos tratar especificamente de proteínas e aminoácidos, ácidos graxos da série ômega-3, vitamina B12, vitamina D, cálcio, ferro, zinco e colina e as especificidades do grupo populacional materno-infantil.

Considerações finais

Neste capítulo aprendemos os conceitos, a nomenclatura e os diferentes tipos de vegetarianismo. Compreendemos a importância das definições para a correta interpretação dos estudos científicos, a adequada avaliação nutricional e o planejamento dietético apropriado.

A literatura científica já descreveu amplos benefícios metabólicos e nutricionais do vegetarianismo e do veganismo: é uma alimentação segura para gestantes, nutrizes, bebês, crianças e adolescentes, desde que bem planejada.

O impacto da criação e do consumo de animais é um dos principais responsáveis pela crise ambiental que vivemos hoje no planeta. Além dos benefícios para a saúde humana, o vegetarianismo e, em especial, o veganismo representam enormes ganhos para a saúde do meio ambiente.

O padrão alimentar vegetariano abarca ampla variedade de alimentos, resultando em dietas que podem ser saudáveis ou não. Nesse sentido, a prevalência de carência nutricional somente poderá ser estabelecida a partir da avaliação nutricional individual. Estudos populacionais sugerem nutrientes mais críticos ou menos críticos para as deficiências nutricionais em veganos e vegetarianos, bem como quais populações são mais suscetíveis a determinadas carências nutricionais. No entanto, é por meio da avaliação clínica individual que o correto diagnóstico e o planejamento dietético adequado poderão ser realizados.

Referências

AMERICAN ACADEMY OF PEDIATRICS (AAP). Committee on Nutrition. Nutritional aspects of vegetarian diets. *In*: KLEINMAN, R. E.; GREER, F. R. (ed.). **Pediatric nutrition**. 7. ed. Elk Grove Village, IL: American Academy of Pediatrics, 2014. p. 241-264.

AMIT, M. Vegetarian diets in children and adolescents. **Paediatr Child Health**, v. 15, n. 5, p. 303-314, 2010.

CARLSEN, M. H. *et al*. The total antioxidant content of more than 3100 foods, beverages, spices, herbs and supplements used worldwide. **Nutr J**, v. 9, p. 3, 2010.

COWSPIRACY: the sustainability secret. Direção de Kip Andersen e Keegan Kuhn. [*S. l.*]: A.U.M. Films; First Spark Media, 2014. Disponível em: https://www.cowspiracy.com. Acesso em: 14 fev. 2022.

HUANG, T. *et al*. Cardiovascular disease mortality and cancer incidence in vegetarians: a meta-analysis and systematic review. **Ann Nutr Metab**, v. 60, n. 4, p. 233-240, 2012.

INSTITUTO BRASILEIRO DE DEFESA DO CONSUMIDOR (IDEC). A sindemia global da obesidade, desnutrição e mudanças climática: relatório da Comissão The Lancet. **Alimentando Políticas**, jan. 2019. Disponível em: https://alimentandopoliticas.org.br/wp-content/uploads/2019/08/idec-the_lancet-sumario_executivo-baixa.pdf. Acesso em: 12 fev. 2022.

KIM, H. *et al*. Plant-based diets, pescatarian diets and Covid-19 severity: a population-based case – control study in six countries. **BMJ Nutrition, Prevention & Health**, bmjnph-2021-000272, 2021. DOI: 10.1136/bmjnph-2021-000272.

KUNH, T. S. **The structure of scientific revolutions**. Chicago: University of Chicago Press, 1962.

MELINA, V.; CRAIG, W.; LEVIN, S. Position of the Academy of Nutrition and Dietetics: vegetarian diets. **J Acad Nutr Diet**, v. 116, n. 12, p. 1970-1980, 2016.

ORLICH, M. J. *et al*. Vegetarian dietary patterns and mortality in Adventist Health Study 2. **JAMA Intern Med**, v. 173, n. 13, p. 1230-1238, 2013.

QUESTIONS ANIMALISTES. Véganisme, végétalisme: l'Académie Royale de Médecine de Belgique en roue libre. **Questions Animalistes**, 12 jun. 2019. Disponível em: https://questionsanimalistes.com/2019/06/12/veganisme-vegetalisme-lacademie-royale-de-medecine-de-belgique-en-roue-libre/. Acesso em: 12 fev. 2022.

ROBSON JUNIOR *et al*. Zen macrobiotic dietary problems in infancy. **Pediatrics**, v. 53, n. 3, p. 326-329, 1974.

SABATÉ, J. The contribution of vegetarian diets to health and disease: a paradigm shift? **Am J Clin Nutr**, v. 78, n. 3, suppl., p. 502S-507S, Sept. 2003.

SABATÉ, J.; HARWATT, H.; SORET, S. Environmental nutrition: a new frontier for public health. **Am J Public Health**, v. 106, n. 5, p. 815-821, 2016.

SCHUCK, G.; RIBEIRO, R. **Comendo o planeta**: impactos ambientais da criação e consumo de animais. 3. ed. [*S. l.*]: Sociedade Vegetariana Brasileira, 2015. Disponível em: https://www.svb.org.br/livros/comendo_o_planeta.pdf. Acesso em: 12 fev. 2022.

SHULL, M. W. *et al*. Velocities of growth in vegetarian preschool children. **Pediatrics**, v. 60, n. 4, p. 410-417, 1977.

SLYWITCH, E. **The IVU vegan nutrition guide for adults**. [*S. l.*]: International Vegetarian Union (IVU); Department of Medicine and Nutrition, 2022.

SOCIEDADE BRASILEIRA DE PEDIATRIA (SBP). Vegetarianismo na infância e na adolescência. **SBP**, Guia Prático de Atualização, n. 4, jul. 2017. Disponível em:

https://www.sbp.com.br/fileadmin/user_upload/Nutrologia_-_Vegetarianismo_Inf_e_Adolesc.pdf. Acesso em: 12 fev. 2022.

STEINFELD, H. *et al*. **Live stock's long shadow**: environmental issues and options. Roma: Food and Agriculture Organization of the United Nations (FAO), 2006.

TAKEOUT. Direção de Michal Siewierski. [*S. l.*]: New Roots Films, 2020. Disponível em: https://www.takeoutdocumentary.com. Acesso em: 14 fev. 2022.

TONSTAD, S. *et al*. Type of vegetarian diet, body weight, and prevalence of type 2 diabetes. **Diabetes Care**, v. 32, n. 5, p. 791-796, 2009.

WHAT THE HEALTH. Direção de Kip Andersen e Keegan Kuhn. Califórnia: A.U.M. Films and Media, 2017. Disponível em: https://www.whatthehealthfilm.com. Acesso em: 14 fev. 2022.

Capítulo 2

Micronutrientes

A alimentação vegetariana e vegana bem planejada é adequada para satisfazer as necessidades nutricionais humanas, inclusive de gestantes, lactantes, crianças e adolescentes. O planejamento dietético é fundamental, pois a exclusão dos grupos das carnes, ovos e/ou leite pode limitar a ingestão de nutrientes críticos, como ferro, vitamina B12, vitamina D, cálcio, zinco, colina, iodo, proteínas e ômega-3. Não necessariamente as deficiências ocorrem em decorrência do vegetarianismo, já que indivíduos onívoros também podem apresentar essas deficiências nutricionais.

Por desinformação e falta de conhecimentos atualizados, muitos profissionais de saúde podem erroneamente desencorajar o vegetarianismo e o veganismo por receio de esses nutrientes críticos ficarem deficitários. No entanto, as evidências atuais comprovam que o vegetarianismo não é determinante dessas deficiências, sendo recomendada a avaliação clínica individual para o diagnóstico e planejamento dietético adequados.

Como as carências nutricionais podem trazer graves consequências à saúde, o profissional de nutrição que trabalha com vegetarianos e veganos precisa entender profundamente como realizar a avaliação nutricional adequada, orientar o cardápio com fontes alternativas e suplementar nutrientes, caso necessário. Neste capítulo, vamos tratar especialmente do metabolismo e a avaliação nutricional do ferro, vitamina B12 e cálcio.

1 Ferro

A deficiência de ferro e a anemia são as deficiências nutricionais de mais alta prevalência mundial. A anemia é a condição na qual a concentração de hemoglobina no sangue está abaixo do normal (WHO, 2001). A Organização Mundial da Saúde (OMS) estima que no mundo todo a anemia afete 42% das crianças com menos de 5 anos, 40% das gestantes e 30% das mulheres em idade fértil (WHO, 2022). As deficiências de micronutrientes são conhecidas como "fome oculta", pois os sintomas e sinais clínicos são visíveis tardiamente, quando os impactos já são severos.

Nem toda anemia é por deficiência de ferro, já que causas genéticas, inflamações crônicas, parasitoses e deficiência de vitamina B12, vitamina A e ácido fólico também estão envolvidas na etiologia. Entretanto, a principal causa de anemia é a deficiência de ferro (WHO, 2017). É importante ressaltar que a manifestação clínica mais conhecida da deficiência de ferro é a anemia, mas essa é a manifestação final da doença (SBP, 2018;

SLYWITCH, 2022), ou seja, quando a deficiência no estoque de ferro já afetou o transporte e a funcionalidade do ferro no organismo (WHO, 2017).

Talvez seja pelo receio da deficiência de ferro que profissionais de saúde mais frequentemente desaconselham o vegetarianismo. Para compreender por que essa prática não tem embasamento científico, é necessário entender o metabolismo e a avaliação nutricional desse mineral.

O ferro é um componente essencial da hemoglobina nos glóbulos vermelhos e da mioglobina nos músculos. Também é necessário para o funcionamento celular, de enzimas, da síntese de DNA e geração de energia mitocondrial (LOPEZ et al., 2016). A anemia traz severos prejuízos para a saúde humana e para o desenvolvimento social e econômico dos países, sendo um grave problema de saúde pública (WHO, 2017).

Cerca de 40% de todas as mortes maternas são associadas à anemia (WHO, 2001). A anemia na gravidez se associa a maior risco de prematuridade, baixo peso ao nascer e mortalidade materna, perinatal e neonatal. No pós-parto, a anemia está associada ao aumento de cansaço, falta de ar, palpitações, infecções e depressão pós-parto (WHO, 2017). Essas estatísticas são alarmantes, pois a anemia é uma condição tratável e que pode ser prevenida com medidas em saúde coletiva. Sintomas de fadiga, redução da concentração, tontura, cefaleia, alopecia (DEV; BABBIT, 2017), maior predisposição a cáries, menor discriminação e identificação de odores, alterações no paladar e apetite (quadros de pica) estão associados a anemia e deficiência de ferro em diferentes idades. Alterações epiteliais, com cabelos e unhas quebradiças, secura e aspereza na pele também fazem parte desse quadro (SBP, 2018; LOPEZ et al., 2016).

A deficiência de ferro, mesmo sem anemia, prejudica as funções vitais e está associada a maior mortalidade materno-infantil e prematuridade (WHO, 2001; BRASIL, 2013). Assim, não só a anemia, mas a deficiência de ferro por si só já é fator de risco para desfechos desfavoráveis no binômio mãe-bebê, com repercussão em outras fases da vida.

A deficiência de ferro causa prejuízos no crescimento e desenvolvimento cognitivo de bebês e crianças, diminuição da capacidade de aprendizagem em escolares, deterioramento do desempenho físico e produtivo e declínio da função cognitiva em adultos e idosos, além de aumentar a predisposição a infecções em todas as idades (WHO, 2001; BRASIL, 2013). Infelizmente, a deficiência de ferro e a anemia por deficiência de ferro são comuns em gestantes, bebês e crianças pequenas, devido à alta demanda de ferro para o rápido crescimento e desenvolvimento (WHO, 2017).

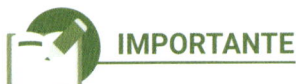 **IMPORTANTE**

Consequências da deficiência de ferro:

- prejuízo no desempenho cognitivo, comportamento e crescimento físico de bebês, crianças pré-escolares e escolares;
- aumento da mortalidade materno-infantil e da prematuridade;
- prejuízo no sistema imunológico e aumento da morbidade por infecções em todos os grupos de idade;
- diminuição na capacidade física e no uso de energia pelos músculos;
- redução na capacidade produtiva de adolescentes e adultos de todas as idades.

Em especial, a anemia por deficiência de ferro na gestação causa:

- aumento da mortalidade materna e infantil;
- aumento do risco perinatal para mães e recém-nascidos.

As principais causas de deficiência de ferro são: má absorção (por exemplo, em pacientes bariátricos, celíacos, na colonização por *Helicobacter pylori* e/ou uso de antiácidos), aumento das necessidades de ferro (gestação, infância e adolescência) e maior perda de sangue, como nas perdas menstruais ou gastrointestinais (SLYWITCH, 2022).

Assim como a deficiência, o excesso de ferro impacta negativamente a saúde. Ferro em excesso causa danos teciduais por processos oxidativos: o ferro não utilizado é estocado na ferritina, uma proteína sérica, tornando-o não reativo a processos de oxidorredução; porém o ferro livre na circulação aumenta a produção de radicais livres, resposta inflamatória e ativação de patógenos (SLYWITCH, 2022).

1.1 Avaliação nutricional do estado de ferro

Para o diagnóstico de anemia, é necessária a realização de hemograma ou eritrograma. A contagem de hemoglobina abaixo do valor de referência para o grupo populacional é o parâmetro de diagnóstico. No entanto, apenas a concentração de hemoglobina não é suficiente para avaliar o estado de ferro ou diagnosticar anemia por deficiência de ferro (WHO, 2017).

Exames adicionais do estado de ferro são necessários para o diagnóstico da deficiência. A concentração de ferritina sérica é um bom marcador do estoque de ferro e pode ser usada para o diagnóstico dessa deficiência em indivíduos saudáveis, ou seja, na ausência de processos infecciosos ou inflamatórios (WHO, 2020; WHO, 2017). A concentração de ferritina sérica pode ser influenciada por inflamação, infecção, doença hepática, malignidade e outras condições (SLYWITCH, 2022). Não há um teste exato para diagnóstico da deficiência de ferro na inflamação. Outros marcadores inflamatórios devem ser vistos em conjunto com a ferritina, como proteína C reativa ultrassensível ou alfa-1 glicoproteína ácida, entre outros (WHO, 2017; SLYWITCH, 2022).

A primeira variável a ser reduzida quando há falta de ferro é a ferritina (WHO, 2017). Ferritina abaixo de 30 µg/L é um indicativo seguro da deficiência de ferro, porém, infelizmente, alguns laudos bioquímicos ainda apresentam valores inferiores a 30 µg/L como normais, dificultando o diagnóstico correto (SLYWITCH, 2022). Quando há inflamação ou infecção, a OMS indica valores de ferritina inferiores a 70 µg/L para diagnóstico de deficiência de ferro em adultos e abaixo de 30 µg/L em crianças (WHO, 2020).

Frente ao conhecimento atual, o nível ótimo de ferritina, na ausência de estado inflamatório ou infeccioso, deve ficar entre 50 μg/L e 100 μg/L, sendo o valor intermediário de 75 μg/L uma meta razoável para adultos (SLYWITCH, 2022). Valores de ferritina superiores a 150 μg/L em mulheres que menstruam e acima de 200 μg/L em homens ou mulheres que não menstruam aparentemente saudáveis podem indicar risco de excesso de ferro. Em indivíduos não saudáveis, ferritina sérica superior a 500 μg/L pode indicar esse risco (WHO, 2020).

O estado de ferro também pode ser avaliado pela concentração de transferrina, capacidade total de ligação de ferro, saturação de transferrina, concentração de zincoprotoporfirina e concentração de protoporfirina eritrocitária (WHO, 2017). A transferrina reflete intensidade da eritropoiese e demanda de ferro, e aumenta após a depleção dos estoques; já a saturação de transferrina e ferro sérico reduzem na deficiência mais avançada (WHO, 2017; SLYWITCH, 2022). Na anemia por doença crônica e estado inflamatório, a saturação de transferrina reduz, mas a ferritina aumenta (SLYWITCH, 2022). Na deficiência de ferro, também há redução do volume corpuscular médio e da hemoglobina corpuscular média, que podem ser visualizados no hemograma.

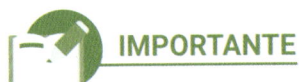

IMPORTANTE

Estado de ferro em indivíduos vegetarianos ou onívoros

A avaliação clínica e laboratorial é o método de escolha para avaliar o estado nutricional de ferro. Os cálculos nutricionais de ingestão alimentar por inquéritos não devem ser utilizados para determinar o estado de ferro. Uma vez confirmado o diagnóstico da deficiência de ferro, o tratamento não pode ser apenas com a dieta (SLYWITCH, 2022).

A suplementação com ferro pode ser considerada a principal estratégia para assegurar rapidamente um balanço positivo de ferro, assim como aumento na hemoglobina e nas reservas corporais de ferro. Em casos de intolerância oral ao ferro ou não resposta ao tratamento, a infusão endovenosa de ferro pode ser prescrita pelo médico. Mas é a suplementação na prática a estratégia mais usada em saúde coletiva e ambulatorial pelo nutricionista. É inclusive recomendada profilaticamente para grupos de alta vulnerabilidade, como crianças menores de 2 anos, gestantes e mulheres no pós-parto (STOLTZFUS; DREYFUSS, 1998; BRASIL, 2013; SBP, 2018).

Clinicamente, a suplementação é indicada após afastar hemoglobinopatias, estado inflamatório exacerbado e outras condições metabólicas que confundem o diagnóstico. A suplementação de ferro para indivíduos sem deficiência de ferro é nociva, pois aumenta o estresse oxidativo e pode causar lesão das mucosas gastrointestinais (SLYWITCH, 2022). A correção na ingestão de ferro pela alimentação é útil na prevenção da deficiência em grupos de menor vulnerabilidade nutricional, porém não no tratamento da deficiência de ferro.

1.2 Ferro dietético no vegetarianismo

O ferro dietético está disponível em duas formas: ferro heme e ferro não heme, que se diferenciam na sua ocorrência na natureza, propriedades químicas e biodisponibilidade.

O ferro heme é o ferro na forma Fe^{2+} (ferro ferroso), que está envolto em anel porfirínico, o qual deixa o ferro protegido do ambiente externo e preserva uma absorção constante e elevada do mineral no trato gastrointestinal (LOPEZ et al., 2016; SLYWITCH, 2022). O ferro heme está presente somente em alimentos animais, principalmente nas carnes bovinas (músculo e filé mignon sem gordura têm 1,9 mg/100 g de alimento cru), fígado bovino (5,6 mg/100 g) e fígado de frango (9,5 mg/100 g). Ovos, aves, peixes e frutos do mar em geral não contêm alto teor de ferro (NEPA, 2011).

O ferro não heme é o ferro na forma Fe^{3+} (ferro férrico) e está presente em alimentos vegetais. As principais fontes são: feijão-rajado (18,6 mg/100 g de alimento cru), feijão-carioca (8 mg/100 g) e feijão-preto (6,5 mg/100 g); grão-de-bico (5,4 mg/100 g), aveia (4,4 mg/100 g), semente de gergelim (5,4 mg/100 g); e vegetais folhosos verde-escuros, em especial agrião (3,1 mg/100 g), catalônia (3,1 mg/100 g), alface roxa (2,5 mg/100 g) e taioba (1,9 mg/100 g). Coentro é uma excelente fonte, chegando a 81 mg de ferro em 100 g de folhas desidratadas (NEPA, 2011).

Estudos mostram que a composição da dieta altera a absorção de ferro. Não se sabem os efeitos da dieta quando elementos que estimulam ou inibem a absorção de ferro são utilizados simultaneamente. Apesar da falta de consenso, é aceito que o ferro heme tenha biodisponibilidade entre 15% e 35%, e o não heme entre 2% e 20% (SLYWITCH, 2022). Independentemente do tipo de ferro ingerido, após a absorção, seu uso é o mesmo pelo organismo.

IMPORTANTE

Fatores que aumentam a absorção do ferro não heme:

- vitamina C;
- aminoácidos sulfurados ou o chamado "fator carne";
- ácidos orgânicos (ácido cítrico, málico e tartárico).

Fatores que inibem a absorção do ferro não heme:

- taninos (presentes em chás e no café);
- cálcio e produtos derivados de leite;
- polifenóis;
- fitatos ou ácido fítico;
- proteínas animais (no leite e no ovo);
- certos micronutrientes, em especial, zinco e cobre.

A vitamina C se contrapõe ao efeito inibitório de polifenóis, fitato e cálcio, e por isso é tão importante incluí-la na refeição que contém ferro não heme (SLYWITCH, 2022). O ácido oxálico não interfere na absorção de ferro não heme, e o efeito inibitório de alimentos ricos em fibras não parece ser pelas fibras, mas pelo ácido fítico (GENANNT BONSMANN et al., 2008). Posteriormente serão detalhados esses fatores antinutricionais e como reduzi-los para otimizar a absorção dos micronutrientes, sobretudo do ferro.

Para a absorção do ferro heme, o único fator de inibição é o cálcio (LÓPEZ; MARTOS, 2004). Os fatores estimulantes da absorção do ferro não heme não potencializam a absorção do ferro heme (SLYWITCH, 2022), sendo o único fator de aumento da biodispobibilidade do ferro heme o chamado "fator carne", ou seja, a presença concomitante de carne e ferro heme no trato gastrointestinal aumenta sua absorção (LÓPEZ; MARTOS, 2004). Assim, não se deve recomendar o consumo de alimentos ricos em vitamina C junto com carnes para aumentar a biodisponibilidade do ferro heme, mas associar fontes de vitamina C ao ferro não heme em refeições vegetarianas potencializa a absorção do ferro não hemínico. Por sua absorção ser menos dependente de fatores de estímulo ou de inibição, a carne como fonte de ferro costuma ser valorizada no tratamento da anemia e da deficiência de ferro. Entretanto, como veremos a seguir, não se deve recomendar o consumo de carnes para o tratamento da anemia e da deficiência de ferro.

Cozinhar alimentos em panelas de ferro aumenta o teor de ferro nos alimentos e sua biodisponibilidade, embora não se saiba com precisão a quantidade (ADISH et al., 1999; SHARMA et al., 2021). Há maiores níveis de hemoglobina em crianças cujos alimentos são preparados com utensílios de ferro. Essa prática pode ser uma medida preventiva da deficiência de ferro, mas não o tratamento exclusivo (SLYWITCH, 2022).

O estado nutricional de ferro e o estado inflamatório também afetam a sua absorção: quanto maior a deficiência e menor a inflamação, maior a absorção de ferro (SLYWITCH, 2022).

Como vimos, embora haja diferenças na biodisponibilidade de ferro em fontes animais e vegetais, não é possível afirmar que vegetarianos têm mais deficiência de ferro e anemia que onívoros. Isso porque é muito difícil fazer a avaliação comparativa do estado de ferro entre vegetarianos e onívoros devido ao estado inflamatório (SLYWITCH, 2022). Diversos estudos compararam a ferritina em função do padrão dietético e observaram menor ferritina em vegetarianos, porém não avaliaram o estado de inflamação, o qual sabidamente aumenta a ferritina e geralmente é menor em vegetarianos (SLYWITCH, 2022).

Um estudo avaliou justamente o estado de ferro e o estado inflamatório de 1.340 indivíduos (SLYWITCH et al., 2021). Não houve diferença na prevalência de deficiência de ferro entre onívoros e vegetarianos. Ao excluir indivíduos com marcadores inflamatórios capazes de elevar a ferritina, apenas foi observada maior deficiência de ferro nas mulheres vegetarianas que menstruavam. Mulheres vegetarianas que não menstruavam e homens vegetarianos não tiveram maior deficiência de ferro que onívoros. Sabidamente, a deficiência de ferro em mulheres em idade fértil é mais influenciada pela perda de sangue do que pelo ferro dietético (HARVEY et al., 2005).

Pessoas vegetarianas tendem a ingerir mais ferro e vitamina C do que os onívoros (SLYWITCH, 2022), e estima-se que o ferro heme contribua com 10% a 15% da ingestão total de ferro em populações carnívoras (LOPEZ et al., 2016), ou seja, a maior parte do ferro necessário para atingir a necessidade diária provém de alimentos vegetais.

Os valores de ingestão diária recomendada (DRI) possuem diretrizes de ferro diferentes para vegetarianos. Com base em estudos populacionais, calcula-se que a biodisponibilidade de ferro é de aproximadamente 10% na dieta vegetariana e 18% na dieta onívora típica. Assim, a necessidade de ferro é considerada 1,8 vez maior em vegetarianos (IOM, 2001), ou seja, o planejamento dietético para vegetarianos deve conter praticamente o dobro de ferro. Entretanto, segundo a International Vegetarian Union (IVU), a base científica para essa diretriz é frágil, sendo recomendada quantidade de ferro dietético similar para onívoros e vegetarianos (SLYWITCH, 2022). É importante que o nutricionista procure sempre adequar a dieta com base nos fatores que otimizam e inibem a absorção do ferro não heme, pois ele é fundamental para suprir a necessidade diária de ferro tanto de quem come carne quanto de vegetarianos.

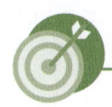

NA PRÁTICA

Para atingir 60 mg de ferro ao dia, teor presente em suplementos utilizados no tratamento da deficiência de ferro, seria necessária a ingestão diária de 3,2 kg de filé mignon ou 1,1 kg de fígado bovino (SLYWITCH, 2022), quantidades obviamente inviáveis. Assim, com base na evidência científica, não se deve recomendar a ingestão de carnes para correção da anemia ou da deficiência de ferro.

Calcule e pesquise:

1. Quanto de ferro biodisponível existe em 100 g de carne e em 100 g de feijão?
2. Quais as doses de ferro elementar geralmente utilizadas nos suplementos de ferro?
3. Quais as formas químicas mais utilizadas nos suplementos de ferro?
4. Existem diferenças nas quantidades de ferro elementar, dependendo da composição química do mineral no suplemento utilizado?

O gabarito se encontra ao final deste capítulo, no Anexo.

2 Vitamina B12

A vitamina B12 é o único nutriente que não é encontrado no reino vegetal e desempenha vital importância no metabolismo celular, principalmente na síntese de DNA, metilação e metabolismo mitocondrial (GREEN et al., 2017). As fontes alimentares de vitamina B12 são os alimentos de origem animal, em especial carnes. Algas e cogumelos podem conter B12, mas, pela presença das formas não ativas de B12 (análogas), seu consumo não é recomendado como fonte segura desse nutriente na dieta. Os alimentos vegetais orgânicos à base de cultivo de esterco bovino contêm B12 inativa e não são fontes dessa vitamina (SLYWITCH, 2022).

Todas as pessoas vegetarianas, independentemente do tipo de dieta a que aderem, devem ser rastreadas quanto à deficiência de B12 e devem usar suplementos de vitamina B12 (PAWLAK et al., 2014).

A deficiência de vitamina B12 afeta principalmente os sistemas neurológico e hematológico (SLYWITCH, 2022). A deficiência clínica clássica normalmente leva anos para se desenvolver em adultos, sendo mais frequente a deficiência subclínica (CARMEL, 2008).

A deficiência de vitamina B12 pode afetar principalmente idosos, bebês, crianças, adolescentes e mulheres em idade reprodutiva (GREEN et al., 2017). A prevalência de deficiência de B12 é de cerca de 40% em populações onívoras e de até 85% em populações vegetarianas (PAWLAK et al., 2014; SLYWITCH, 2022). Em crianças pequenas, a prevalência da deficiência pode chegar a 45% (PAWLAK et al., 2014).

Quando a B12 é deficiente, a reação de conversão de ácido fólico à sua forma ativa é inibida. Assim, tanto na deficiência de B12 como na de ácido fólico, a síntese de DNA é inibida e as células se duplicam em menor quantidade (SLYWITCH et al., 2021). No sistema hematológico, há diminuição no número de glóbulos vermelhos e aumento no seu tamanho, o que é característico da anemia megaloblástica.

O impacto neurológico da deficiência de B12 ocorre por alteração na metilação, afetando a bainha de mielina, o que leva à desmielinização de neurônios periféricos e centrais e redução da produção de neurotransmissores. Há diminuição na capacidade de concentração, memória e atenção. Com a evolução da deficiência de B12, quadros psiquiátricos podem se apresentar, inclusive depressão (SLYWITCH, 2022).

Em gestantes, a deficiência de B12 se associou a maior frequência de abortos espontâneos, baixo peso ao nascer e retardo de crescimento intrauterino (FINKELSTEIN *et al.*, 2015; ROGNE *et al.*, 2017). Pela inter-relação do metabolismo do ácido fólico com a vitamina B12, a deficiência de B12 também pode ocasionar defeitos na formação do tubo neural (FINKELSTEIN *et al.*, 2015).

Na maioria das vezes, a deficiência de B12 não ocorre por déficit na sua ingestão, mas por má-absorção (CARMEL, 2008). Um delicado sistema absortivo gastrointestinal é necessário. O pH ácido do estômago destrói a vitamina B12, porém o ácido gástrico é necessário para remover a B12 de dentro dos alimentos. Então, o fator "R" encontrado na saliva e nas células parietais envolve a B12 e a protege do suco gástrico. Quando atinge o intestino delgado, ambiente de pH mais elevado pela secreção de bicarbonato pancreático, a B12 se liga ao fator intrínseco produzido pelas células parietais, após as proteases pancreáticas degradarem o fator "R". A absorção no enterócito ocorre no íleo terminal (SLYWITCH, 2022).

O fator intrínseco é essencial na absorção de B12, pois sem ele apenas 1% da B12 é absorvida (SLYWITCH, 2022). A anemia perniciosa é um tipo de anemia megaloblástica de origem autoimune em que há destruição das células parietais gástricas, as responsáveis pela secreção do fator intrínseco (IOM, 1998).

2.1 Ingestão de vitamina B12 e diagnóstico da deficiência

A dose de ingestão recomendada (DRI) de vitamina B12 em adultos foi determinada por estimativas matemáticas (IOM, 1998), e não por estudos clínicos, estando sujeita à inadequação (SLYWITCH, 2022). Além disso, ela foi estabelecida segundo a quantidade mínima de B12 para a hematopoiese, e não pela necessidade neurológica (IOM, 1998). Já em bebês e crianças, foram utilizados estudos clínicos com crianças amamentadas com leite materno e crianças veganas, sendo as estimativas das ingestões recomendadas mais acuradas (IOM, 1998).

Assim como para o ferro, a avaliação do estado nutricional de B12 não deve ser realizada a partir dos dados de adequação das necessidades baseada em métodos de avaliação de ingestão alimentar. A detecção de deficiência de B12 depende de marcadores bioquímicos (IOM, 1998).

Há diferentes marcadores para o diagnóstico da deficiência de vitamina B12. Geralmente a avaliação nutricional é feita pela dosagem de vitamina B12 sérica, a qual reflete a quantidade de B12 presente em três diferentes transportadores que carregam tanto a vitamina B12 ativa quanto formas análogas ou inativas de B12 (SLYWITCH, 2022). O ponto de corte da concentração sérica de B12 para o diagnóstico da deficiência não é consenso na literatura. São considerados valores de deficiência e valores marginais, pois este já pode indicar deficiência, uma vez que a B12 dosada é a soma total das formas ativa e inativa (SLYWITCH, 2022).

Outros marcadores que podem ser utilizados são: homocisteína, holo-TC (holotranscobalamina, o transportador da vitamina B12 ativa) e ácido metilmalônico (um metabólito que se acumula na deficiência de B12). Na deficiência de vitamina B12, há redução na concentração de holo-TC, elevação de homocisteína e de ácido metilmalônico séricos. Desses marcadores, a holo-TC (que transporta apenas B12 ativa) e o ácido metilmalônico são os mais precisos para avaliação do estado nutricional da vitamina B12, mas nem sempre estão disponíveis em laboratórios (SLYWITCH, 2022). Como a elevação de homocisteína pode ocorrer também em deficiências de folato e vitamina B6, infecções, resistência à insulina e consumo de dieta hiperproteica, a homocisteína não é marcador preciso para diagnóstico de deficiência de B12 (SLYWITCH, 2022). Na prática, a dosagem de vitamina B12 sérica é o marcador mais utilizado e deve ser realizada de rotina em indivíduos vegetarianos.

Em resumo, para avaliar adequadamente o estado nutricional de vitamina B12, recomenda-se que o profissional de nutrição siga as seguintes orientações:

- **Não usar apenas dados de consumo e DRI da vitamina B12:** as recomendações de ingestão se basearam na quantidade mínima de B12 para síntese de hemoglobina, o que não garante a quantidade de B12 necessária para a plena função, principalmente porque o sistema neurológico é primeiro acometido pela falta de B12; e o hematológico, o último (SLYWITCH, 2022). Ou seja, mesmo assegurando-se a DRI de vitamina B12 no plano alimentar, pode não haver B12 suficiente para todas as funções metabólicas, incluindo as funções neurológicas.

- **Entender os marcadores bioquímicos:** na tentativa de definir a concentração sérica ideal de vitamina B12, em que homocisteína e ácido metilmalônico se mostrem realmente baixos, diferentes estudos sugerem níveis ótimos de vitamina B12 sérica entre 300 pmol/L (408 pg/mL) e 600 pmol/L (816 pg/mL) (SLYWITCH, 2022).

- **Recomendação da IVU para diagnóstico de adequado estado nutricional de B12:** a concentração de vitamina B12 sérica, quando usada como marcador único, deve sempre se manter na média superior da faixa de referência do método avaliado, ou pelo menos acima de 360 pmol/L (490 pg/mL). O objetivo desse valor é garantir o melhor nível da vitamina para otimizar o estado metabólico corporal, representado pelo nível mais baixo de homocisteína e ácido metilmalônico (SLYWITCH, 2022).

- **Manter-se atualizado:** a adoção como ponto de corte de um nível mais elevado de B12 na concentração sérica não se baseia na detecção de deficiência, mas sim na manutenção do melhor estado metabólico. É possível que, à luz de novas evidências, esse valor seja reconsiderado (SLYWITCH, 2022). Não há valores estabelecidos até o momento para grupos populacionais específicos, como crianças e gestantes.

2.2 Profilaxia e tratamento de deficiência de vitamina B12

No planejamento dietético, apenas adequação da ingestão não é suficiente para assegurar um estado nutricional adequado de vitamina B12. A suplementação via oral é a estratégia prescrita pelos profissionais de nutrição para prevenção de deficiência em pacientes vegetarianos e para a correção da concentração sérica de vitamina B12, sejam pessoas vegetarianas ou onívoras.

A principal forma ativa da vitamina B12 é metilcobalamina. Cianocobalamina e hidroxicobalamina são formas que necessitam de conversão no organismo. As três formas estão disponíveis para suplementação oral e são eficazes na correção da deficiência e na manutenção da B12 em vegetarianos ou onívoros que necessitam de reposição (SLYWITCH, 2022).

Há bastante limitação nos estudos sobre dose-resposta de suplementação de vitamina B12. A dose individualizada deve ser ajustada de acordo com a dosagem laboratorial individual. Geralmente doses de correção em casos de deficiência são usadas em teor acima de 1.000 µg/dia, sendo que via oral e sublingual têm ação similar (SLYWITCH, 2022). Indivíduos vegetarianos sem avaliação de um profissional de saúde devem utilizar, rotineiramente, 500 µg/dia de B12 até que possam ter sua dose individualizada (SLYWITCH, 2022). Até o momento, não há doses de B12 via suplementação definidas para a correção de níveis séricos para gestantes ou nutrizes especificamente (SLYWITCH, 2022). Um único estudo na Índia utilizou 50 µg/dia e encontrou elevação sérica de B12 de apenas 160 pmol/L (220 pg/mL) para 184 pmol/L (250 pg/mL) (DUGGAN et al., 2014).

A elevação da B12 sérica é rápida nas primeiras semanas de suplementação com doses adequadas. Com três meses de uso, parece atingir um nível estável, sendo um bom momento para reavaliar a dose utilizada (SLYWITCH, 2022). A anemia megaloblástica por deficiência de B12 responde ao tratamento em cerca de cinco dias, com a recuperação completa dos eritrócitos entre quatro e seis semanas. Efeitos de melhora neurológica começam na primeira semana e se estendem entre seis e 12 semanas de tratamento (SLYWITCH, 2022).

Não há toxicidade no uso da B12. A dose recomendada para manutenção da concentração de B12 é individual e só pode ser determinada pelo acompanhamento laboratorial. Podem ser necessárias doses de manutenção na ordem de 500 µg/dia ou mais (SLYWITCH, 2022).

Por fim, a fortificação de alimentos com vitamina B12 é uma iniciativa recomendada para prevenção de carências. Embora alguns países da América Latina já fortifiquem a farinha de trigo com vitamina B12, no Brasil essa fortificação é apenas com ferro e ácido fólico. A adição de vitamina B12 como fortificante conjuntamente ao ácido fólico pode ser a melhor estratégia em áreas onde a deficiência de vitamina B12 é uma preocupação estabelecida (BRITO et al., 2015). Essa estratégia beneficia a população vegetariana (SLYWITCH, 2022).

3 Cálcio

O cálcio é um mineral abundante no corpo humano e o maior constituinte dos ossos e dentes. Apenas 1% do cálcio corporal está no sangue, e deve-se mantê-lo em níveis precisos para as funções vitais de contração muscular, coagulação sanguínea e condução de impulso nervoso.

A concentração sérica de cálcio não deve ser usada para o diagnóstico da adequação na ingestão do mineral, pois é finamente mantida dentro da normalidade por ação de hormônios e, quando necessário, por remoção do cálcio ósseo (SLYWITCH, 2022). A avaliação do estado nutricional de cálcio pode ser feita a partir da adequação da ingestão nutricional e também por meio de exames complementares, como vitamina D sérica e densitometria óssea.

A baixa ingestão de cálcio é comum, porém em saúde pública sua deficiência não é considerada de alto risco, em comparação com outros nutrientes (SLYWITCH, 2022). No entanto sabe-se que a baixa ingestão de cálcio está associada à hipertensão arterial e a distúrbios hipertensivos na gestação, como pré-eclâmpsia. A OMS recomenda que, em comunidades com baixo consumo de cálcio, gestantes recebam suplementos de 1,5 a 2,0 g/dia de cálcio elementar a partir da semana 20 até o parto, independentemente de serem vegetarianas ou não (WHO, 2018).

A ingestão adequada de cálcio reduz o risco de desordens hipertensivas, nefrolitíase, doença arterial coronariana, resistência à insulina, obesidade e doença periodontal. O consumo excessivo (superior a 2.500 mg/dia) aumenta o risco de hipercalcemia, insuficiência e litíase renais. A importância da adequação nutricional de cálcio e das concentrações séricas de vitamina D é bastante conhecida para a saúde óssea, mas é importante ressaltar que inúmeros fatores também regulam a massa óssea, como atividade física, hormônios e IMC (SLYWITCH, 2022). O maior consumo de alimentos vegetais (seja numa dieta vegetariana ou em combinação com carnes) foi associado à melhora dos marcadores de mineralização óssea, provavelmente pelo teor de micronutrientes e fitoquímicos dos vegetais que participam do metabolismo ósseo (BERG et al., 2020).

O magnésio participa do metabolismo do cálcio. A proporção na ingestão de cálcio e magnésio (relação Ca:Mg) ganhou atenção nos últimos anos, uma vez que a proporção acima de 2:1 tem sido associada ao aumento do risco de distúrbios metabólicos, inflamatórios e cardiovasculares (DE LUCCIA et al., 2019). Cerca de 60% do magnésio corporal está nos ossos, e a deficiência de magnésio inibe o crescimento de osteoblastos e afeta a saúde óssea por diferentes mecanismos, como redução na vascularização óssea, aumento em citoquinas inflamatórias e regulação hormonal (ABDULLAH et al., 2018). A secreção de paratormônio, hormônio produzido na paratireoide e responsável pela regulação dos níveis séricos de cálcio, é também regulada pelo magnésio sérico. Estudos indicaram que baixos níveis de magnésio sérico se associam a baixa densidade óssea em mulheres (ABDULLAH *et al.*, 2018). Já o excesso de magnésio inibe a formação de cristais de hidroxiapatita, por competir com o cálcio e se ligar ao fosfato, formando um sal insolúvel não degradável (SLYWITCH, 2022).

Estudos não observaram diferenças na ingestão de cálcio entre lactovegetarianos e onívoros. Entretanto, veganos tendem a consumir menos cálcio, sendo fundamental a correção dietética. A necessidade de ingestão de cálcio varia de acordo com a presença de fatores dietéticos que inibem sua absorção, como fitatos, oxalatos e fosfato, ou que aumentam sua excreção urinária, como sal, cafeína e proteínas. O ácido oxálico é o principal fator a ser evitado. O nível sérico de vitamina D modifica a quantidade de cálcio absorvido, devendo ser mantido na normalidade (SLYWITCH, 2022). A prescrição de cálcio em dietas veganas não é difícil no planejamento nutricional, tendo similaridades com a prescrição para intolerância à lactose ou alergia ao leite.

A presença de lactose aumenta a absorção de cálcio na dieta de crianças, mas não de adultos ou adolescentes. Estudos controlados observaram que o aumento da ingestão de lactose em crianças resultou em aumento no conteúdo mineral ósseo (HODGES *et al.*, 2019). Adolescentes deficientes em lactose que substituíram o leite de vaca normal por leite sem lactose não tiveram diferença no estado mineral ósseo em comparação com os controles, apesar de uma menor ingestão de cálcio. Como aproximadamente 95% do pico de massa óssea do adulto é adquirido até os 16 anos, garantir a ingestão adequada de cálcio durante esse período é fundamental para a saúde óssea (HODGES *et al.*, 2019).

Os produtos lácteos correspondem à fonte predominante de cálcio na dieta. A biodisponibilidade de cálcio varia enormemente entre cerca de 32% no leite de vaca para cerca de 60% no brócolis, 49% na couve e

61% no leite materno (NAVOLAR; VIEIRA, 2020; ABRAMS; WEN; STUFF, 1997). Apesar da menor biodisponibilidade, pelo alto teor de cálcio nos produtos lácteos, estes são a principal fonte de cálcio nos alimentos. A exclusão de leite e derivados da dieta exige atenção à escolha de fontes alternativas de cálcio. A baixa ingestão de cálcio em intolerantes à lactose, onívoros ou vegetarianos pode prejudicar a massa óssea (HODGES et al., 2019). O planejamento dietético da ingestão de cálcio pode com facilidade ultrapassar a quantidade de cálcio recomendada, mas geralmente é mais fácil atingi-la com alimentos fortificados.

Tabela 1 – Principais alimentos fontes de cálcio e diferença entre fontes vegetais e animais

ALIMENTO	TAMANHO DA PORÇÃO	CÁLCIO (mg/porção)	CÁLCIO (mg/100 g)
Semente de linhaça	2 colheres de sopa	42	211
Semente de gergelim	2 colheres de sopa	165	825
Semente de chia	2 colheres de sopa	126	631
Amêndoas	2 colheres de sopa	47	237
Leite vegetal fortificado com cálcio	1 copo (200 mL)	240	120
Feijão-carioca (cozido)	1 concha grande	32	27
Leite de vaca integral	1 copo (200 mL)	268	134
Iogurte natural integral	1 copo (200 mL)	286	143
Queijo minas frescal	2 fatias finas	290	579
Queijo muçarela	3 fatias finas	263	875
Sardinha frita	4 unidades	246	492
Couve-manteiga refogada	1 colher de servir	74	177
Brócolis cozido	1 xícara	31	51

Fonte: adaptado de Nepa (2011).

O maior potencial de adequar a ingestão de cálcio na dieta sem lácteos está nas bebidas vegetais enriquecidas com cálcio (amêndoas, soja, castanhas, arroz, aveia, etc.), cada vez mais disponíveis no mercado. São os antigamente chamados "leites vegetais". Quando caseiras, essas bebidas geralmente são feitas à base de água e grãos secos e têm baixo teor de cálcio. Com exceção da bebida de gergelim, não se deve recomendar bebidas vegetais caseiras como fonte de cálcio (SLYWITCH, 2022).

Bebidas de marcas diferentes podem ter teores de cálcio diferentes, variando entre 240 e 400 mg de cálcio por 200 mL. As necessidades nutricionais para o planejamento dietético dos nutrientes mais críticos do vegetarianismo e do veganismo para cada grupo materno-infantil serão detalhadas posteriormente.

Considerações finais

O planejamento dietético no vegetarianismo precisa de cuidados para alguns nutrientes críticos, como ferro, vitamina B12 e cálcio. A deficiência desses nutrientes pode trazer consequências graves. Garantir a ingestão nutricional pode ser relativamente simples do ponto de vista da adequação das recomendações, seja via alimentos alternativos vegetais (ferro e cálcio), seja via suplementação (vitamina B12). Entretanto, para o ferro e a vitamina B12, isso não é suficiente para garantir o adequado estado nutricional desses nutrientes. Saber realizar o correto diagnóstico e planejamento nutricional é fundamental para o nutricionista que pretende trabalhar com vegetarianos e veganos.

Referências

ABDULLAH, M. *et al*. Magnesium and human health: perspectives and research directions. **International Journal of Endocrinology**, v. 2018, p 1-17, 2018.

ABRAMS, S.; WEN, J.; STUFF, J. Absorption of calcium, zinc, and iron from breast milk by five- to seven-month-old infants. **Pediatr Res**, v. 41, p. 384-390, 1997.

ADISH, A. A. *et al*. Effect of consumption of food cooked in iron pots on iron status and growth of young children: a randomised trial. **Lancet**, v. 353, n. 9154, p. 712-716, 1999.

BERG, J. *et al*. Increased consumption of plant foods is associated with increased bone mineral density. **The Journal of Nutrition, Health & Aging**, v. 24, n. 4, p. 388-397, 2020.

BRASIL. Ministério da Saúde. Secretaria de Atenção à Saúde. Departamento de Atenção Básica. **Programa nacional de suplementação de ferro**: manual de condutas gerais. Brasília, DF: Ministério da Saúde, 2013.

BRITO, A. *et al*. Folate and vitamin B12 status in Latin America and the Caribbean: an update. **Food and Nutrition Bulletin**, v. 36, p. S109-S118, 2015.

CARMEL, R. How I treat cobalamin (vitamin B12) deficiency. **Blood**, v. 112, n. 6, p. 2214-2221, 2008.

DE LUCCIA, R. *et al*. Calcium to magnesium ratio higher than optimal across age groups. **Current Developments in Nutrition**, v. 3, n. 1, p. 868, 2019.

DEV, S.; BABITT, J. L. Overview of iron metabolism in health and disease. **Hemodialysis International**, v. 21, n. suppl. 1, p. S6-S20, 2017.

DUGGAN, C. *et al*. Vitamin B12 supplementation during pregnancy and early lactation increases maternal, breast milk, and infant measures of vitamin B12 status. **The Journal of Nutrition**, v. 144, n. 5, p. 758-764, 2014.

FINKELSTEIN, J. L. *et al*. Vitamin B12 and perinatal health. **Advances in Nutrition**, v. 6, n. 5, p. 552-563, 2015.

GENANNT BONSMANN, S. *et al*. Oxalic acid does not influence nonhaem iron absorption in humans: a comparison of kale and spinach meals. **Eur J Clin Nutr**, v. 62, p. 336-341, 2008.

GREEN, R. *et al*. Vitamin B12 deficiency. **Nature Reviews Disease Primers**, v. 3, n. 1, p 1-20, 2017.

HARVEY, L. J. *et al*. Impact of menstrual blood loss and diet on iron deficiency among women in the UK. **The British Journal of Nutrition**, v. 94, n. 4, p. 557-564, 2005.

HODGES, J. K. *et al*. Lactose intolerance and bone health: the challenge of ensuring adequate calcium intake. **Nutrients**, v. 11, n. 4, p. 718, 2019.

INSTITUTE OF MEDICINE (IOM). Iron. *In*: INSTITUTE OF MEDICINE (IOM). **Dietary reference intakes for vitamin A, vitamin K, arsenic, boron, chromium, copper, iodine, iron, manganese, molybdenum, nickel, silicon, vanadium, and zinc**. Washington, DC: National Academies Press, 2001. Disponível em: https://www.ncbi.nlm.nih.gov/books/NBK222309/. Acesso em: 19 fev. 2022.

INSTITUTE OF MEDICINE (IOM). Vitamin B12. *In*: INSTITUTE OF MEDICINE (IOM). **Dietary reference intakes for thiamin, riboflavin, niacin, vitamin B6, folate, vitamin B12, pantothenic acid, biotin, and choline**. Washington, DC: National Academies Press, 1998. Disponível em: https://www.ncbi.nlm.nih.gov/books/NBK114302/. Acesso em: 19 fev. 2022.

LOPEZ, A. *et al*. Iron deficiency anaemia. **Lancet**, v. 387, n. 10021, p. 907-16, 2016.

LÓPEZ, M. A.; MARTOS, F. C. Iron availability: an updated review. **International Journal of Food Sciences and Nutrition**, v. 55, n. 8, p. 597-606, 2004.

NAVOLAR, T.; VIEIRA, A. (Org.). **Alimentação vegetariana para crianças e adolescentes**: guia alimentar para a família. [S. l.]: Sociedade Vegetariana Brasileira, 2020. Disponível em: https://svb.org.br/images/SVB-guia-infantil_2020-web.pdf. Acesso em: 19 fev. 2022.

NÚCLEO DE ESTUDOS E PESQUISAS EM ALIMENTAÇÃO (NEPA). **Tabela Brasileira de Composição de Alimentos (Taco)**. 4. ed. rev. e ampl. Campinas: Nepa/Unicamp, 2011.

PAWLAK, R. *et al*. The prevalence of cobalamin deficiency among vegetarians assessed by serum vitamin B12: a review of literature. **Eur J Clin Nutr**, v. 68, p. 541-548, 2014.

ROGNE, T. *et al*. Associations of maternal vitamin b12 concentration in pregnancy with the risks of preterm birth and low birth weight: a systematic review and meta-analysis of individual participant data. **American Journal of Epidemiology**, v. 185, n. 3, p. 212-223, 2017.

SHARMA, S. *et al*. Effect of cooking food in iron-containing cookware on increase in blood hemoglobin level and iron content of the food: a systematic review. **Nepal Journal of Epidemiology**, v. 11, n. 2, p. 994-1005, 2021.

SLYWITCH, E. *et al*. Iron deficiency in vegetarian and omnivorous individuals: analysis of 1.340 individuals. **Nutrients**, v. 13, n. 9, p. 2964, 2021.

SLYWITCH, E. **The IVU vegan nutrition guide for adults**. 1st ed. [*S. l.*]: International Vegetarian Union (IVU); Department of Medicine and Nutrition, 2022.

STOLTZFUS, R.; DREYFUSS, M. **Guidelines for the use of iron supplements to prevent and treat iron deficiency anemia**. Washington, DC: International Nutritional Anemia Consultative Group (INACG); International Life Sciences Institute, 1998.

SOCIEDADE BRASILEIRA DE PEDIATRIA (SBP). Consenso sobre anemia ferropriva: mais que uma doença, uma urgência médica! **SBP**, Guia Prático de Atualização, n. 2, jun. 2018. Disponível em: https://www.sbp.com.br/fileadmin/user_upload/21019f-Diretrizes_Consenso_sobre_anemia_ferropriva-ok.pdf. Acesso em: 19 fev. 2022.

WORLD HEALTH ORGANIZATION (WHO). **Iron deficiency anaemia**: assessment, prevention and control. A guide for programme managers. Geneva: World Health Organization, 2001.

WORLD HEALTH ORGANIZATION (WHO). **Nutritional anaemias**: tools for effective prevention and control. Geneva: World Health Organization, 2017.

WORLD HEALTH ORGANIZATION (WHO). **WHO recommendation**: calcium supplementation during pregnancy for prevention of pre-eclampsia and its complications. Geneva: World Health Organization, 2018.

WORLD HEALTH ORGANIZATION (WHO). **WHO guideline on use of ferritin concentrations to assess iron status in individuals and populations**. Geneva: World Health Organization, 2020.

WORLD HEALTH ORGANIZATION (WHO). Anaemia. **WHO**, Geneva, 2022. Disponível em: https://www.who.int/health-topics/anaemia#. Acesso em: 17 fev. 2022.

Anexo

1. **Calcule: quanto de ferro biodisponível existe em 100 g de carne e em 100 g de feijão?**

Vamos fazer os cálculos com a tabela Taco (NEPA, 2011): em 100 g de filé-mignon bovino sem gordura cru há 1,9 mg de ferro. A biodisponibilidade do ferro na carne é considerada em 18%. Assim, o ferro biodisponível em 100 g de carne (crua) é: 0,18 × 1,9 = 0,342 mg.

Já 100 g de feijão-preto cru contêm 8 mg de ferro. A biodisponibilidade no feijão é considerada em 10%. Assim, o ferro biodisponível em 100 g de feijão (cru) é 0,80 mg.

Claro que 100 g de feijão cru têm volume e densidade calórica muito maiores do que 100 g de carne crua, pois no cozimento o feijão absorve muita água, não sendo justa a comparação do teor de ferro apenas pelo peso do alimento. Então, vamos fazer esses mesmos cálculos não por 100 g de alimento, mas por equivalência calórica na porção:

- 100 g de filé-mignon bovino sem gordura cru têm 190 kcal e 1,9 mg de ferro, com 18% de biodisponibilidade; total de 0,342 mg de ferro absorvido.

- 190 kcal de feijão cru pesam 58 g e contêm 4,62 mg de ferro, com 10% de biodisponibilidade; total de 0,462 mg de ferro absorvido.

Assim, fica claro que o feijão é uma fonte de ferro mais rica do que a carne vermelha.

2. **Quais as doses de ferro elementar geralmente utilizadas nos suplementos de ferro?**

Existem diversos suplementos no mercado, cujas doses podem ser de 100% da DRI (18 mg para mulheres ou 27 mg para gestantes) ou bem superiores à DRI, chegando a 30 mg, 50 mg e até mesmo 100 mg de ferro elementar na dose.

3. **Quais as formas químicas mais utilizadas nos suplementos de ferro?**

Sulfato ferroso, succinato ferroso, ferropolimaltose e ferro quelado (bisglicinato férrico e glicinato férrico).

4. **Existem diferenças nas quantidades de ferro elementar, dependendo da composição química do mineral no suplemento utilizado?**

Sim. Por isso é importante sempre ler a bula do fabricante para saber a dose de ferro elementar contida no suplemento. Por exemplo: um comprimido de ferro na forma de ferropolimaltose contém 333 mg dessa substância, que equivale a 100 mg de ferro elementar. Já um comprimido de ferro na forma de sulfato ferroso pode conter 300 mg desse composto químico, o que, dependendo do fabricante, pode equivaler de 40 a 60 mg de ferro elementar.

Capítulo 3

Proteínas e demais micronutrientes críticos

A adequação na ingestão de proteínas é essencial para a saúde humana e, embora pareça complexo equiparar necessidade e consumo proteicos em dietas vegetarianas, esse balanceamento é relativamente fácil de se atingir com o planejamento dietético adequado.

Entretanto, mitos sobre quantidade, qualidades e fontes vegetais ideais são comuns quando se trata de vegetarianismo. Neste capítulo, vamos conhecer as características das fontes proteicas vegetais e como se dá a ingestão proteica entre vegetarianos e veganos. Também vamos entender mais profundamente os aspectos nutricionais de alguns micronutrientes críticos no vegetarianismo e que são particularmente especiais na saúde materno-infantil: vitamina D, zinco e colina.

É fundamental que o profissional de nutrição conheça todos esses aspectos dos nutrientes críticos em fontes alimentares vegetais para que possa planejar dietas vegetarianas e veganas adequadas, disseminar informação científica atualizada e desmistificar conceitos e crenças populares que carecem de embasamento científico.

1 Proteínas

1.1 Avaliação da necessidade e da qualidade das proteínas

À medida que a população mundial aumenta e tornam-se mais concretas as limitações de terra, água e recursos alimentares, é mais importante do que nunca sermos capazes de definir com precisão a quantidade e a qualidade da proteína necessária para atender às necessidades nutricionais humanas. Equiparar o fornecimento proteico via alimentação e as necessidades de proteína é vital para a saúde e o bem-estar das populações (FAO, 2013).

Ao longo da história da nutrição, diferentes metodologias foram empregadas a fim de conhecer as proteínas fornecidas pelos vegetais, pelos animais, pelas dietas mistas e até mesmo pelas dietas baseadas em apenas um alimento, como é comum em algumas comunidades de baixa renda. A busca sempre foi estabelecer a quantidade diária necessária e a qualidade da fonte proteica adequada às necessidades humanas.

Para que uma proteína seja considerada completa ou de boa qualidade, dois critérios são considerados: 1) possuir quantidade adequada de todos os aminoácidos essenciais; 2) ser prontamente digerida e absorvida (SLYWITCH, 2022).

Nas últimas décadas, os estudos nessa temática evoluíram consideravelmente. Até o início do século XX, os cálculos de padrões de proteína na dieta eram baseados apenas em estimativas de ingestão (RAND *et al.*, 2003). Com o avanço científico no século passado, a técnica de balanço de nitrogênio começou a ser empregada a fim de calcular a ingestão suficiente de proteínas para manter o equilíbrio nitrogenado no corpo. Como o nitrogênio é um elemento presente apenas nas proteínas, e não nos carboidratos e nas gorduras, esse método foi exaustivamente empregado nos estudos sobre ingestão proteica por décadas. Em diversos estudos, foram estabelecidas diferentes recomendações de proteína dietética para cada grupo populacional, até finalmente serem organizados os primeiros comitês nacionais e internacionais para fazer recomendações oficiais (RAND *et al.*, 2003). Um exemplo são as recomendações de ingestão de energia e proteínas de 1985 da FAO/OMS/UNU, baseadas em estudos de balanço de nitrogênio.

Nessa época, o conceito sobre o valor biológico das proteínas recebia muita atenção. Ele é baseado na diferença entre o nitrogênio absorvido e o excretado pela urina, avaliando-se, assim, indiretamente a retenção de aminoácidos tanto para crescimento quanto para manutenção da vida (SLYWITCH, 2022). Segundo esse critério, a proteína de origem vegetal é considerada de menor valor biológico do que a proteína animal. Entretanto, o valor biológico não é uma medida adequada para avaliação da qualidade proteica em uma dieta mista, composta por vários alimentos, pois avalia apenas alimentos ingeridos separadamente (SLYWITCH, 2022). De fato, para avaliar a adequação na ingestão de aminoácidos, o que realmente importa é o valor biológico da soma dos alimentos nas refeições, ou seja, somando todos os seus aminoácidos, e não dos alimentos isolados separadamente (SLYWITCH, 2022).

Para avançar nos estudos da qualidade da proteína, em 1989, a Consulta de Especialistas da FAO/OMS recomendou o uso do método da digestibilidade de proteína em relação ao seu escore de aminoácidos (PDCAAS, do termo em inglês *protein digestibility corrected amino acid score*) (RAND *et al.*, 2003). É um método de avaliação mais adequado que o valor biológico, mas tem a limitação de comparar um alimento com o outro, e não com a necessidade humana de aminoácidos

(SLYWITCH, 2022). Ao calcular o PDCAAS, a pontuação de aminoácidos limitantes (ou seja, a razão entre o primeiro aminoácido limitante e a proteína de referência, isto é, albumina do ovo) é multiplicada pela digestibilidade da proteína (FAO, 2013). Assim, esse método busca avaliar quão bem a proteína da dieta pode corresponder à demanda por aminoácidos, permitindo a previsão da utilização da proteína dietética.

Importante esclarecer que o aminoácido limitante não é um aminoácido ausente no alimento, ele recebe a denominação "limitante" por ser comparado com o teor de aminoácidos da albumina do ovo (SLYWITCH, 2022).

O método PDCAAS foi empregado por mais de 20 anos. No entanto, suas limitações foram reconhecidas, e um novo comitê revisou essa metodologia. Recomendou-se então, para substituir o PDCAAS, uma nova medida de qualidade de proteína, chamada *digestible indispensable amino acid score* (DIAAS), ou pontuação de aminoácidos indispensáveis digeríveis, que avalia a real digestibilidade de aminoácidos essenciais, pois a mensuração de nitrogênio é ileal e não fecal (FAO, 2013).

A avaliação por DIAAS é feita no final do intestino delgado, precisamente no íleo, após o consumo de proteínas com isótopos de nitrogênio marcado 15N e análise por colorimetria dos efluentes ileais coletados por intubação nasointestinal. Assim, a digestibilidade é baseada na verdadeira digestibilidade ileal de cada aminoácido, que deve ser determinada preferencialmente em humanos ou, caso não seja possível, em suínos ou ratos em crescimento (FAO, 2013).

O DIAAS difere do PDCAAS, que é baseado em uma estimativa de digestibilidade ao longo do trato digestivo total (ou seja, digestibilidade nas fezes). Os valores declarados pelo PDCAAS geralmente superestimam a quantidade de aminoácidos absorvidos em comparação com o DIAAS. Por isso, a avaliação por DIAAS é a mais recomendada atualmente.

Do ponto de vista da avaliação proteica, tanto por PDCAAS quanto por DIAAS, as proteínas de origem animal apresentam melhor qualidade do que as vegetais, e isso dá a falsa impressão de que as vegetais não são boas nem suficientes para a saúde humana (SLYWITCH, 2022).

No entanto esses métodos não se referem à mistura de grupos alimentares que caracteriza a dieta mista, preconizada como modelo de alimentação saudável inclusive em dietas vegetarianas, por trazer alimentos de diferentes grupos alimentares na mesma refeição (SLYWITCH, 2022). A qualidade proteica de um único alimento vegetal (por exemplo, arroz) é inferior à dos demais alimentos animais (carnes, ovos ou leites). Contudo a mistura de proteínas na combinação de diferentes grupos alimentares (por exemplo, arroz e feijão ou milho e ervilha) tem alta qualidade nutricional.

A avaliação do aminograma da dieta mista será sempre modificada pela inclusão ou exclusão de qualquer alimento. Por isso, os métodos de análise das proteínas são falhos na avaliação de dietas mistas. A falta de entendimento desses conceitos leva a conclusões bastante equivocadas com relação às proteínas vegetais (SLYWITCH, 2022).

É fato que o consumo de proteínas vegetais tende a aumentar ao longo dos próximos anos, por várias razões: aumento no número de vegetarianos; maior consciência do efeito benéfico da alimentação baseada em plantas e do malefício reconhecido do consumo de gordura saturada (associada ao alimento proteico de origem animal); reconhecimento do impacto negativo da criação e consumo de animais no meio ambiente; valorização de questões éticas em relação ao tratamento dispensado aos animais; e pela visão popular de que a proteína é um nutriente importante (SLYWITCH, 2022). A seguir, entenderemos melhor como adequar esse consumo sem precisar consumir alimentos animais.

1.2 Ingestão de proteínas em vegetarianos

Sobieck *et al.* (2016), estudando o padrão dietético em mais de 30 mil pessoas, observaram que a ingestão de proteínas é menor entre veganos, variando de acordo com o seguinte gradiente: carnívoros > pescetarianos > lacto-ovovegetarianos > veganos. Embora tenham ingestão proteica mais baixa, seria essa quantidade insuficiente para atender às necessidades humanas de proteína na dieta vegetariana?

Em geral, a ingestão de proteínas é muito alta na população. Nos países com maior renda, a ingestão de proteínas aumentou acentuadamente no último século, junto com o aumento do consumo de produtos de origem animal (MARIOTTI; GARDNER, 2019). Sabe-se que, na maioria dos países industrializados, a ingestão proteica da população adulta é de cerca de 100 g/dia, ou 1,3 a 1,4 g/kg/dia, correspondendo aproximadamente a 16% do valor energético total, o que é cerca de duas vezes a necessidade média estimada (EAR): 0,66 g/kg/dia (MARIOTTI; GARDNER, 2019). Ao comparar a ingestão de proteína em toda a população com uma distribuição de necessidades, conclui-se que praticamente todos nas populações ocidentais consomem mais do que sua necessidade individual (MARIOTTI; GARDNER, 2019).

Especificamente em veganos, vários estudos epidemiológicos de ingestão proteica encontraram valores que variaram entre 62 g/dia a 82 g/dia (MARIOTTI ; GARDNER, 2019), sendo a média de 0,99 g/kg de peso corporal (SOBIECK *et al.*, 2016), o que é substancialmente superior à ingestão dietética recomendada (RDA) de 0,83 g/kg (valor que atende ou supera a exigência de 97,5% da população).

IMPORTANTE

A população vegetariana ingere menos proteína do que a onívora, mas ingere mais do que o necessário e não corre risco de desnutrição proteica (SLYWITCH, 2022).

Não há evidências de que vegetarianos precisam de maior ingestão de proteínas por peso corporal. Mas é importante atingir a necessidade energética diária, de preferência com alimentos que contenham mais de 10% do seu valor energético em proteínas, para garantir a adequação proteica (SLYWITCH, 2022). Isso é relativamente fácil com o consumo de leguminosas.

Animais são as principais fontes de proteína na alimentação: em 100 g de carne bovina grelhada sem gordura há 35,9 g de proteína em 194 kcal, correspondendo a 74% do valor calórico total (VCT) da carne. Valores bem similares são encontrados na mesma porção de filé de peito de frango sem pele grelhado (32 g de proteína em 159 kcal; 80% do VCT) e no peixe (100 g de sardinha assada têm 32,2 g de proteína em 164 kcal; 78,5% do VCT) (NEPA, 2011).

Vejamos as quantidades em algumas fontes de proteína vegetal (NEPA, 2011):

100 g de **feijão-rajado cozido** = 85 kcal e 5,5 g de proteína (26% do VCT)

100 g de **lentilha cozida** = 93 kcal e 6,3 g de proteína (27% do VCT)

100 g de **farinha de soja** = 404 kcal e 36 g de proteína (36% do VCT)

100 g de **arroz integral cozido** = 124 kcal e 2,6 g de proteína (8,4% do VCT)

100 g de **aveia em flocos crua** = 394 kcal e 13,9 g de proteína (14% do VCT)

100 g de **amendoim torrado** = 606 kcal e 22,5 g de proteína (15% do VCT)

100 g de **amêndoas torradas** = 581 kcal e 18,6 g de proteína (13% do VCT)

Proporcionalmente ao VCT, as fontes animais contêm maior quantidade de proteínas. Entretanto, a quantidade de proteínas em fontes vegetais (figura 1) é suficiente para se adequar às necessidades humanas, inclusive em grupos de vulnerabilidade nutricional, como o materno-infantil. Um ponto de atenção são as gestantes veganas no último trimestre gestacional, pela alta demanda proteica. Nesses casos, o planejamento dietético é de suma importância para adequar a ingestão às necessidades nutricionais, como veremos mais adiante.

Figura 1 – Principais fontes de proteínas na dieta vegetariana e vegana: leguminosas e cereais

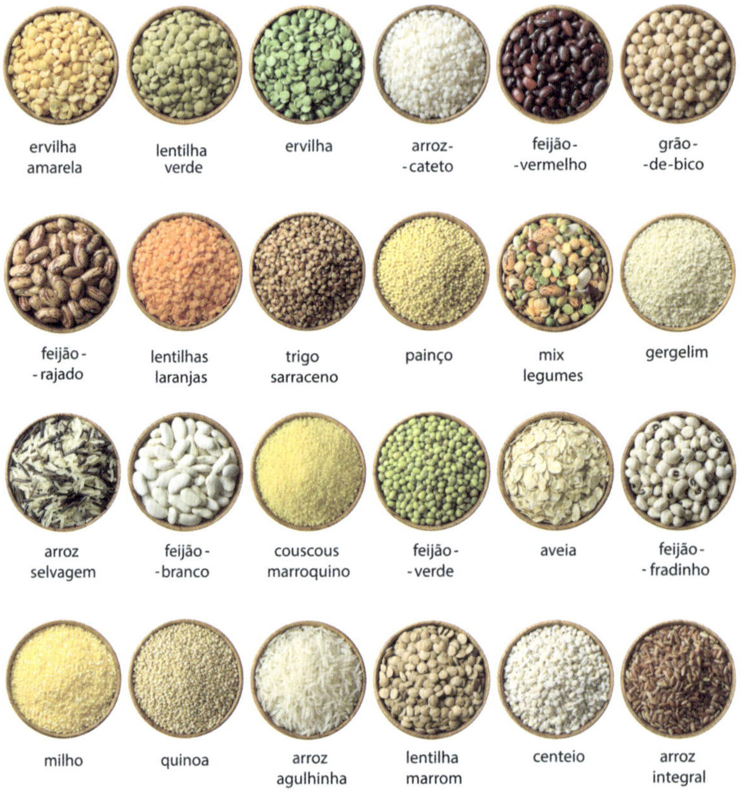

ervilha amarela	lentilha verde	ervilha	arroz-cateto	feijão-vermelho	grão-de-bico
feijão-rajado	lentilhas laranjas	trigo sarraceno	painço	mix legumes	gergelim
arroz selvagem	feijão-branco	couscous marroquino	feijão-verde	aveia	feijão-fradinho
milho	quinoa	arroz agulhinha	lentilha marrom	centeio	arroz integral

Alguns alimentos são popularmente conhecidos como fontes de proteínas na dieta vegetariana, como cogumelos, verduras e espirulina. Entretanto, essa alegação nutricional não é fundamentada. Seriam necessários grandes volumes desses alimentos para se atingir uma quantidade proteica razoável, o que é inviável do ponto de vista alimentar (SLYWITCH, 2022). Por exemplo: nos cogumelos, 24,4% do VCT são proteínas; há cerca de 2,6 g de proteína em 100 g do produto fresco cru, com apenas 29 kcal. O mesmo acontece nas verduras folhosas, que, apesar de possuírem cerca de 22% do seu VCT na forma de proteínas, contêm 2,1 g de proteína em 100 g do produto cru, equivalentes a 24 kcal. Para fins de cálculo ilustrativo, para obter 1.500 kcal (correspondendo a 134 g de proteína nos cogumelos ou 131 g nas verduras), seria necessário ingerir mais de 5 kg de cogumelos ou 6 kg de verduras (SLYWITCH, 2022).

A quinoa também é tida como uma excelente fonte proteica, porém ela pertence ao grupo dos cereais, seu teor proteico sendo muito similar ao arroz e demais alimentos desse grupo – cerca de metade do teor de proteínas das leguminosas. O amendoim, embora seja considerado do grupo das nozes do ponto de vista gastronômico, nutricional e botanicamente é uma leguminosa, com elevado teor proteico.

Outro ponto de confusão na dieta vegetariana é sobre a qualidade das proteínas. A alegação de que certos alimentos vegetais não contêm aminoácidos específicos é comprovadamente falsa. Todos os alimentos vegetais contêm todos os 20 aminoácidos, incluindo os nove aminoácidos essenciais (MARIOTTI; GARDNER, 2019). As quantidades e proporções de aminoácidos consumidos por vegetarianos e veganos são tipicamente mais do que suficientes para atender e exceder as necessidades diárias individuais, desde que uma variedade razoável de alimentos seja consumida e as necessidades de ingestão de energia sejam atendidas (MARIOTTI; GARDNER, 2019).

Entretanto, é importante ressaltar que, em especial, a lisina encontra-se em quantidades abaixo do ideal para as necessidades humanas em cereais (RAND et al., 2003). A lisina pode, então, estar inadequada mais provavelmente em veganos, já que uma proporção alta de sua ingestão de proteínas pode vir de cereais (MARIOTTI; GARDNER, 2019). Mas o risco de inadequação da lisina é substancialmente reduzido pela inclusão de quantidades modestas de outras fontes de proteínas no cardápio, como as leguminosas e oleaginosas (RAND et al., 2003).

Também se sabe que a quantidade de aminoácidos sulfurados – metionina e cisteína – é proporcionalmente menor em leguminosas do que seria ideal para as necessidades humanas (MARIOTTI; GARDNER, 2019). Isso faria diferença para alguém que comesse apenas feijão todos os dias. Essa implementação clássica de uma estrutura de avaliação de qualidade de proteína com foco em proteínas isoladas permanece uma abordagem errônea na prática. A maioria das dietas são mistas, especialmente em dietas vegetarianas, e a ingestão total de proteína tende a exceder muito a necessidade. Isso resulta em ingestão de todos os 20 aminoácidos em quantidade mais do que suficiente para cobrir as necessidades do organismo (MARIOTTI; GARDNER, 2019).

Outro fator a ser considerado é a diferença na digestibilidade entre proteínas animais e vegetais, o que ainda segue em debate. À luz do conhecimento científico atual, há muito pouca evidência de alguma diferença marcante na digestibilidade das proteínas. Os dados mais precisos em humanos até agora, avaliando a digestibilidade real do nitrogênio oro-ileal, mostraram que as diferenças na digestibilidade entre proteínas vegetal e animal são de apenas alguns pontos percentuais, contrariando os valores anteriores, medidos em ratos, ou métodos menos precisos. Por exemplo, para isolado de proteína de soja, farinha ou isolado de proteína de ervilha, farinha de trigo e farinha de tremoço, a digestibilidade variou de 89% a 92%, semelhante ao encontrado em ovos (91%) ou carne (90 a 94%) e ligeiramente inferior à proteína do leite (95%) (MARIOTTI; GARDNER, 2019).

Assim, a ingestão de proteínas nas dietas vegetarianas é suficiente, exceto, possivelmente, em uma fração de vegetarianos que não consome calorias suficientes ou que habitualmente evita fontes vegetais ricas em proteínas, como leguminosas. A ingestão de aminoácidos é suficiente, e a ingestão de lisina pode ser limitante apenas em indivíduos veganos que baseiam sua dieta em um padrão muito limitado e monótono, com ingestão de proteínas provenientes apenas de cereais, por exemplo (MARIOTTI; GARDNER, 2019), o que praticamente não acontece em países industrializados. Entretanto, essa é uma preocupação de saúde pública em populações menos favorecidas economicamente e que baseiam seu cardápio apenas em milho ou arroz, por exemplo.

Outra dúvida comum é sobre a qualidade nutricional da soja e receio acerca da presença de isoflavonas (fitoestrogênio), sobretudo no que diz respeito ao consumo por crianças. Baseada em ampla pesquisa científica recente, a International Vegetarian Union (IVU) (União Vegetariana Internacional) endossa a segurança da soja e seus derivados para os vegetarianos que gostam de consumi-la. Seu uso pode trazer diversos benefícios à saúde, e a entidade reitera que as isoflavonas não causam alteração hormonal e não podem ser classificadas como desregulador endócrino (SLYWITCH, 2022). Entretanto, o consumo de soja não é imprescindível para vegetarianos que utilizam outras leguminosas em seu cardápio (SLYWITCH, 2022).

IMPORTANTE

As leguminosas têm maior densidade nutricional, maior concentração proteica e maior teor de lisina de todos os grupos alimentares vegetais. Para adequar a ingestão proteica, as leguminosas são o grupo alimentar que deve ser colocado no cardápio vegetariano no lugar do grupo das carnes. Como medida de segurança, particularmente em dietas veganas, o consumo de leguminosas é recomendado em pelo menos duas refeições diárias, ocupando ¼ do prato para adultos.

A troca de carnes por leguminosas no planejamento dietético não precisa ser isoproteica, podendo ser isocalórica. Ou seja, substitui-se o aporte calórico que viria das carnes pela mesma quantidade calórica de leguminosas. A substituição isocalórica tem a função de orientar o indivíduo na troca alimentar sem que haja ingestão hipercalórica e alteração do seu peso corporal. Se houver necessidade de ganho ou redução de peso corporal em paciente vegetariano, o balanceamento dos grupos alimentares pode ser feito pelo nutricionista individualmente.

Combinar cereais com leguminosas melhora o equilíbrio de aminoácidos e torna essa combinação excelente, pois os cereais são ricos em metionina, complementando as leguminosas; e estas são mais ricas em lisina, complementando os cereais. Em casos específicos nos quais o consumo ideal de leguminosas não possa ser atingido, é também possível complementar a ingestão proteica com suplementos industrializados de proteína isolada, conforme planejamento dietético individualizado a ser feito pelo nutricionista (SLYWITCH, 2022).

2 Vitamina D

A vitamina D é um hormônio esteroide e sua deficiência é um problema de elevada prevalência mundial. Há cinco formas químicas de vitamina D (D2, D3, D4, D5 e D6), sendo a vitamina D2 (ergocalciferol) e a vitamina D3 (colecalciferol) as mais frequentes na natureza (SLYWITCH, 2022). Ambas são igualmente absorvidas pelo ser humano (NIH, 2021a).

A concentração sérica de 25OHD (2,5 hidroxicalciferol) é o melhor indicador do estado nutricional de vitamina D (NIH, 2021a), mas ainda não é consenso a concentração ideal (SLYWITCH, 2022). A 25OHD reflete tanto a vitamina D produzida endogenamente quanto a vitamina D obtida pela alimentação ou via suplementação (NIH, 2021a). De modo geral, é estabelecido que 25OHD < 50 nmol/L (< 20 ng/mL) indica deficiência com risco aumentado de raquitismo em crianças e de osteomalacia em adultos; valores de 25OHD < 75 nmol/L (< 30 ng/mL) indicam insuficiência; e, por fim, valores de 25OHD entre 75 e 125 nmol/L (30 e 50 ng/mL) indicam nível ótimo (SLYWITCH, 2022). Valores acima de 125 nmol/L (50 ng/mL) estão associados a efeitos adversos por hipervitaminose D (NIH, 2021b).

A vitamina D age na saúde óssea, melhorando a absorção intestinal de cálcio e fósforo, crescimento e metabolismo ósseo nos osteoblastos e osteoclastos. Além de ser essencial na saúde óssea, a vitamina D também age na redução da inflamação, modulação de crescimento celular, neuromuscular e função imunológica (NIH, 2021a). Estudos demonstraram associação negativa entre a concentração de 25OHD sanguínea e doença cardiovascular, inflamação, alterações do metabolismo glicídico, ganho de peso, declínio cognitivo e doença de Alzheimer. Entretanto, a suplementação de vitamina D não demonstrou modificações no desfecho dessas doenças citadas (SLYWITCH, 2022).

O valor de ingestão recomendado para a vitamina D tem sido discutido, pois foi determinado apenas para a manutenção da saúde óssea. Há poucas fontes alimentares naturais de vitamina D, encontrando-se principalmente em peixes gordurosos (NIH, 2021a). Boa parte da ingestão alimentar vem de produtos fortificados com vitamina D, principalmente leites e derivados, e assim é mais provável que veganos apresentem menores níveis de vitamina D.

No reino vegetal, as microalgas contêm vitamina D3 e provitamina D3. Pequena quantidade de vitamina D2 pode ser encontrada em plantas contaminadas com fungos, e há vitamina D2 em cogumelos tratados com luz ultravioleta (UV) (SLYWITCH, 2022; NIH, 2021a). Há pouca discrepância sobre a biodisponibilidade de vitamina D em fontes animais ou vegetais (NIH, 2021b). Vegetarianos podem consumir algas, cogumelos e outros fungos? Sim. Os cogumelos pertencem ao reino Fungi, e não ao reino vegetal (reino Plantae), da mesma forma que as algas são do reino Protista. Por não serem do reino animal, tanto os cogumelos quanto as algas podem ser consumidos por vegetarianos estritos (SLYWITCH, 2022).

Existe um cuidado fundamental ao se utilizarem cogumelos como fonte de vitamina D2. Conforme citado anteriormente, é necessária a exposição dos cogumelos a raios UV para a transformação do ergosterol (precursor da vitamina D2) em ergocalciferol (forma ativa da vitamina D2). Um estudo indicou que a exposição de cogumelos frescos à luz solar do meio-dia por 15 a 120 minutos gera quantidade significativa de vitamina D, que geralmente excede 400 UI/100 g em cogumelos que tinham menos de 40 UI/100 g (SLYWITCH, 2022). O armazenamento sob refrigeração, o tempo e a forma de cozimento do cogumelo interferem no teor final de vitamina D2. De forma geral, armazenamento de até uma semana em geladeira preserva melhor o seu teor. Em cogumelos refogados sem óleo por cinco minutos, a retenção de vitamina D2 é de 88% (SLYWITCH, 2022).

Apesar de encontrarmos algumas fontes alimentares alternativas de vitamina D na dieta vegetariana, sabe-se que a exposição solar a raios UV do tipo B na pele é uma medida mais eficiente para garantir adequadas concentrações de vitamina D no organismo, por meio da produção endógena. A exposição solar por 15 minutos sem proteção em indivíduos de pele clara pode produzir 10.000 a 20.000 UI de vitamina D (SLYWITCH, 2022). A radiação solar (raios UV tipo B) não atravessa vidros, portanto a produção endógena de vitamina D não acontece se a exposição solar for em ambientes internos (NIH, 2021a). Não há relatos de intoxicação por vitamina D por exposição à luz solar, diferentemente da suplementação, que pode causar toxicidade. Hipercalcemia, hipercalciúria, concentrações de PTH (paratormônio) muito baixas ou indetectáveis e concentração sérica de 1,25(OH)2D (1,25-di-hidroxivitamina D) normal ou elevada são sinais da hipervitaminose D (SLYWITCH, 2022).

Para indivíduos de 0 a 69 anos, há diferentes recomendações de ingestão diária entre países, que vão de 400 a 800 UI/dia. O upper level (UL) da vitamina D é de 4.000 UI/dia, segundo o Instituto de Medicina (IOM, 2011).

PARA SABER MAIS

DRI é a sigla em inglês para ingestão dietética de referência (*dietary reference intakes*), que corresponde a quatro valores de referência de ingestão de nutrientes utilizados para planejar e avaliar dietas para pessoas saudáveis. As quatro DRIs são:

1. ***Estimated average requirement* (EAR), ou necessidade média estimada:** valor de ingestão diária de um nutriente estimada que supra a necessidade de metade (50%) dos indivíduos saudáveis

de um determinado grupo de mesmo gênero e estágio de vida. Consequentemente, metade da população teria, a esse nível, uma ingestão abaixo de suas necessidades. A EAR é usada na determinação da RDA (ver a seguir) e corresponde à mediana da distribuição de necessidades de um dado nutriente para um dado grupo de mesmo gênero e estágio de vida. Coincide com a média quando a distribuição é simétrica.

2. ***Recommended dietary allowance* (RDA), ou ingestão dietética recomendada:** nível de ingestão dietética diária que é suficiente para atender às necessidades de um nutriente de praticamente todos (97% a 98%) os indivíduos saudáveis de um determinado grupo de mesmo gênero e estágio de vida. A RDA é situada considerando a curva normal de distribuição das necessidades, a dois desvios-padrão positivos da EAR.

3. ***Adequate intake* (AI), ou ingestão adequada:** é utilizada quando não há dados suficientes para a determinação da RDA. Pode-se dizer que é um valor prévio à RDA. Baseia-se em níveis de ingestão ajustados experimentalmente ou em aproximações da ingestão observada de nutrientes de um grupo de indivíduos aparentemente saudável.

4. ***Tolerable upper intake level* (UL), ou limite superior tolerável de ingestão:** valor mais alto de ingestão diária continuada de um nutriente que aparentemente não oferece nenhum efeito adverso à saúde em quase todos os indivíduos de um mesmo estágio de vida ou gênero. À medida que a ingestão aumenta para além do UL, o risco potencial de efeitos adversos também aumenta.

O tratamento da deficiência de vitamina D em vegetarianos deve ser feito de maneira similar ao que é preconizado para a população geral, priorizando-se, obviamente, suplementos à base de vitamina D de origem vegetal. Há no mercado vitamina D3 oriunda de líquen ou levedura irradiada com UV que pode ser utilizada por veganos. A suplementação com D2 é sempre de origem vegetal e deve ser diária, e não semanal, pois a dose semanal de D2 mostrou-se menos efetiva, provavelmente pelo fato de sua meia-vida ser inferior à da vitamina D3 (SLYWITCH, 2022).

3 Zinco

O zinco participa do metabolismo celular: é necessário para a atividade catalítica de aproximadamente 100 enzimas e desempenha papel na função imunológica, síntese de proteínas, cicatrização de feridas, síntese de DNA e divisão celular. O zinco também é necessário para crescimento e desenvolvimento normal durante a gravidez, infância e adolescência, bem como para o bom funcionamento dos sentidos do paladar e olfato. Uma ingestão diária de zinco é necessária para manter um estado estável, porque o corpo não possui um sistema especializado de armazenamento de zinco (NIH, 2021c).

Como a carne é fonte usual e concentrada de zinco e preserva boa biodisponibilidade, sua retirada do cardápio na dieta vegetariana traz a preocupação da adequação nutricional de zinco (SLYWITCH, 2022). Entretanto, sua ingestão não pode ser garantida apenas pelo consumo de animais, sendo necessário adquirir quantidade significativa com alimentos do reino vegetal (SLYWITCH, 2022). Boas fontes vegetais de zinco incluem feijões, gergelim, castanhas, sementes de abóbora, cereais integrais e cereais matinais fortificados (NIH, 2021c). O ácido fítico é o principal elemento que prejudica a biodisponibilidade do zinco, sendo necessária sua redução por métodos culinários adequados, conforme veremos posteriormente. A absorção de zinco oriunda de dietas baseadas em leguminosas é similar à da dieta baseada em alimentos animais, mesmo havendo maior teor de fitato (SLYWITCH, 2022),

A deficiência de zinco é rara e caracterizada por déficit de crescimento, perda de apetite e prejuízo na função imunológica. Nos casos mais severos, podem ocorrer queda de cabelo, diarreia, impotência, hipogonadismo e lesões de pele e olhos. Muitos desses sintomas são inespecíficos, o que dificulta o diagnóstico (NIH, 2021c).

O estado nutricional de zinco é díficil de ser mensurado pela sua distribuição em vários compartimentos corporais (NIH, 2021c). O nível sérico de zinco é uma medida de estado nutricional, porém deve ser avaliado em conjunto com o estado inflamatório e a deficiência de ferro, pois ambos reduzem a concentração sérica de zinco (SLYWITCH, 2022). A avaliação sérica tem limitações no diagnóstico inicial da deficiência, no entanto, em termos de avaliação populacional, é útil para identificar grupos de maior vulnerabilidade nutricional à deficiência de zinco (SLYWITCH, 2022).

As recomendações nutricionais de ingestão de zinco não são consenso e, para vegetarianos, se baseiam no pior cenário de biodisponibilidade, que pode ser alterado com os métodos culinários de redução de fitato.

Não se recomenda a suplementação de zinco de forma preventiva para vegetarianos, sem avaliação nutricional prévia, já que zinco é um mineral que tem toxicidade descrita na literatura (SLYWITCH, 2022). Seu upper level varia de acordo com sexo e idade, sendo 4 mg em bebês com menos de 6 meses e 40 mg para gestantes com mais de 19 anos (NIH, 2021c).

A IVU recomenda que, no planejamento da dieta vegetariana, sejam escolhidas as melhores fontes de zinco alimentar e otimizada a sua biodisponibilidade (SLYWITCH, 2022).

4 Colina

A colina é um micronutriente essencial que, embora tenha produção endógena no fígado, necessita de ingestão dietética para atender às necessidades humanas.

As principais fontes alimentares de colina são ovos, fígado, carne, aves, peixes e laticínios (NIH, 2021a), por isso é necessário atenção especial ao planejamento dietético vegetariano. No reino vegetal, os vegetais crucíferos, como couve, brócolis, repolho, nabo e certos feijões, são ricos em colina (NIH, 2021a). Outras fontes alimentares de colina incluem nozes, sementes e grãos integrais (NIH, 2021a). A tabela de composição de alimentos brasileira Taco (2011) não apresenta os teores de colina. Assim, precisamos nos basear em tabelas internacionais para estimar a ingestão dietética.

Bioquimicamente, a colina é fonte de grupos metil no metabolismo. O corpo precisa de colina para sintetizar fosfatidilcolina e esfingomielina, dois principais fosfolipídios vitais para as membranas celulares (NIH, 2021a). Além disso, a colina é necessária para produzir acetilcolina, neurotransmissor importante para memória, humor, controle muscular e outras funções do sistema nervoso. A colina também desempenha papel importante na modulação da expressão gênica, na sinalização da membrana celular, no transporte e no metabolismo de lipídios e no desenvolvimento do cérebro (NIH, 2021a). O desenvolvimento do sistema nervoso central na fase embrionária é particularmente sensível à disponibilidade de colina, com evidência de efeitos no fechamento do tubo neural e na cognição (CAUDILL, 2010).

Dietas pobres em folato aumentam a necessidade de colina na dieta, porque a colina se torna o principal doador de grupamentos metil (NIH, 2021a).

As recomendações de ingestão de colina são maiores na gestação (AI = 450 mg/dia), e principalmente na lactação (AI = 550 mg/dia), do que para mulheres adultas (AI = 425 mg/dia) (NIH, 2021c). Aproximadamente 90% das mulheres grávidas consomem menos colina do que o recomendado (NIH, 2021a). O risco de níveis inadequados de colina pode ser maior em mulheres grávidas e lactantes nas seguintes condições: as não suplementadas com ácido fólico ou folato; as que possuem baixas concentrações séricas de vitamina B12; e/ou as que possuem a variante comum da metilenotetra-hidrofolato desidrogenase (uma enzima que pode afetar as concentrações de folato no organismo). A deficiência ou insuficiência desses dois nutrientes (vitamina B12 e folato) reduz o estoque de grupos metil necessários para o metabolismo, comprometendo o estado nutricional da colina. Recém-nascidos apresentam concentrações séricas três vezes maiores do que as maternas; e grandes quantidades de colina estão presentes no leite humano (CAUDILL, 2010).

A avaliação do estado nutricional de colina não é realizada laboratorialmente de forma rotineira em pessoas saudáveis, sendo a avaliação dietética da ingestão de colina o parâmetro de adequação nutricional na prática. Algumas evidências indicam que níveis mais baixos de colina no plasma ou no soro (por exemplo, concentração sérica de 2,77 mmol/L no meio da gravidez) estão associados a um risco aumentado de defeitos do tubo neural (NIH, 2021a).

O excesso de colina pode ser tóxico. A alta ingestão de colina está associada a odor corporal de peixe, vômitos, sudorese e salivação excessivas, hipotensão e toxicidade hepática (NIH, 2021a). O consumo de colina mostrou aumento da produção de TMAO (N-óxido-trimetilamina), substância que tem sido associada a um maior risco de doença cardiovascular, de maneira dose-dependente em adultos (NIH, 2021a). Por isso, a suplementação de colina deve ser realizada com cautela pelo profissional de nutrição.

Considerações finais

A ingestão de nutrientes críticos no vegetarianismo requer atenção especial no planejamento dietético, e fontes alternativas devem constar no plano alimentar. A ingestão de proteínas no vegetarianismo é relativamente simples de ser atingida com o consumo de leguminosas duas vezes ao dia. Outras fontes proteicas vegetais são os cereais integrais e oleaginosas. As proteínas vegetais são completas e contêm todos os aminoácidos essenciais. O conceito de aminoácido limitante não é um termo que indica a falta de algum aminoácido no alimento vegetal, mas uma comparação com a clara do ovo. Do ponto de vista nutricional, em uma dieta contendo vários grupos alimentares vegetais e adequado aporte calórico, é bastante fácil atingir a recomendação de todos os aminoácidos. Outros micronutrientes críticos, como zinco, vitamina D e colina, também precisam de planejamento dietético para garantir sua adequação nutricional. O nutricionista deve adequar as ingestões com fontes vegetais alternativas de acordo com cada grupo populacional, conforme será explicitado nos próximos capítulos.

Referências

CAUDILL, M. A. Pre- and postnatal health: evidence of increased choline needs. **Journal of the American Dietetic Association**, v. 110, n. 8, p. 1198-1206, 2010.

FAO; WHO; UNU. **Energy and protein requirements**: report of a joint expert consultation. Geneva: World Health Organization, 1985. p. 1-206. (WHO Technical Report Series, n. 724.)

FAO; WHO; UNU. **Protein and amino acid requirements in human nutrition**: report of a joint expert consultation. Geneva: World Health Organization, 2002. (WHO Technical Report Series, n. 935.)

FOOD AND AGRICULTURE ORGANIZATION (FAO). Dietary protein quality evaluation in human nutrition: report of an FAO expert consultation. **FAO Food and Nutrition Paper**, n. 92, 2013. Disponível em https://www.fao.org/ag/humannutrition/35978-02317b979a686a57aa4593304ffc17f06.pdf. Acesso em: 28 fev. 2022.

INSTITUTE OF MEDICINE (IOM). **Dietary reference intakes for calcium and vitamin D**. Washington, DC: National Academies Press, 2011. Disponível online em: https://www.ncbi.nlm.nih.gov/books/NBK56070/. Acesso em: 1º mar. 2022.

MARIOTTI, F.; GARDNER, C. D. Dietary protein and amino acids in vegetarian diets: a review. **Nutrients**, v. 11, n. 11, p. 2661, 2019.

NATIONAL INSTITUTE OF HEALTH (NIH). Office of Dietary Supplements. Choline: fact sheet for health professionals. **NIH**, 2021a. Disponível em: https://ods.od.nih.gov/factsheets/Choline-HealthProfessional/. Acesso em: 2 mar. 2022.

NATIONAL INSTITUTE OF HEALTH (NIH). Office of Dietary Supplements. Vitamin D: fact sheet for health professionals. **NIH**, 2021b. Disponível em: https://ods.od.nih.gov/factsheets/VitaminD-HealthProfessional/. Acesso em: 1º mar. 2022.

NATIONAL INSTITUTE OF HEALTH (NIH). Office of Dietary Supplements. Zinc: fact sheet for health professionals. **NIH**, 2021c. Disponível em: https://ods.od.nih.gov/factsheets/Zinc-HealthProfessional. Acesso em: 1º mar. 2022.

NÚCLEO DE ESTUDOS E PESQUISAS EM ALIMENTAÇÃO (NEPA). **Tabela Brasileira de Composição de Alimentos (Taco)**. 4. ed. rev. e ampl. Campinas: Nepa/Unicamp, 2011.

RAND, W. M. *et al*. Meta-analysis of nitrogen balance studies for estimating protein requirements in healthy adults. **Am J Clin Nutr**, v. 77, n. 1 p. 109-127, 2003.

SLYWITCH, E. **The IVU vegan nutrition guide for adults**. [*S. l.*]: International Vegetarian Union (IVU); Department of Medicine and Nutrition, 2022.

SOBIECK, J. G. *et al*. High compliance with dietary recommendations in a cohort of meat eaters, fish eaters, vegetarians, and vegans: results from the European Prospective Investigation into Cancer and Nutrition – Oxford study. **Nutrition Research**, v. 36, n. 5, p. 464-477, 2016.

Capítulo 4
Gestante e nutriz

As dietas vegetarianas e veganas têm sido consideradas um desafio nutricional durante a gravidez e a lactação (SEBASTIANI *et al.*, 2019) e exigem forte conscientização para se atingir a ingestão adequada de nutrientes essenciais, principalmente vitamina B12, vitamina D, cálcio, zinco, ferro, proteínas e ácidos graxos essenciais. As dietas vegetarianas podem ser saudáveis ou não. A adequação nutricional no vegetarianismo materno-infantil depende de vários fatores, como nível socioeconômico da mãe, etnia e motivo da escolha da dieta vegetariana. Se a escolha pelo vegetarianismo não for cultural, e sim por ética, e houver suficientes condições socioeconômicas, a probabilidade de uma alimentação balanceada aumenta (SEBASTIANI *et al.*, 2019). Sem conhecimento nutricional e planejamento dietético adequados, gestantes e nutrizes estão em risco de deficiências nutricionais. Neste capítulo, conheceremos as premissas para o adequado plano alimentar e nutricional de gestantes e nutrizes vegetarianas e veganas.

1 Vulnerabilidade nutricional na gestante e na nutriz vegetarianas

Independentemente do vegetarianismo, sabemos que a nutrição materna adequada antes e durante a gravidez é fundamental no desenvolvimento físico, cognitivo e sociocomportamental do ser humano. Após o nascimento, a nutrição adequada nos primeiros dois anos de vida, o aleitamento materno ótimo, uma introdução alimentar apropriada e a alimentação da criança nos primeiros dois anos influenciarão decisivamente a saúde a longo prazo (FRANCISCHI; ALVES, 2022).

Esse período é conhecido internacionalmente como os "primeiros mil dias de vida": gestação (280 dias) e primeiro e segundo anos de vida (365 + 365 dias). Recentemente, esse período foi ampliado para incluir os três meses anteriores à concepção (90 dias), somando 1.090 dias, pois o estado nutricional da mulher nessa fase pode influenciar decisivamente o desfecho da gestação (HANSON et al., 2015). Por exemplo, a deficiência de ácido fólico aumenta o risco de defeitos do tubo neural do feto.

O conceito dos primeiros mil dias surgiu em 2008, no periódico científico *The Lancet*, que revelou que os efeitos da desnutrição sobre mortalidade infantil, saúde e desenvolvimento físico e cognitivo nesse período são de longo prazo e, muitas vezes, irreversíveis. Estudos em neurociência, biologia e desenvolvimento encontraram que a nutrição adequada nesse período representa grande impacto na capacidade da criança de crescer, aprender, se desenvolver e viver plenamente e longe da pobreza, tendo efeito profundo não somente na saúde a longo prazo, mas também na estabilidade social e no desenvolvimento de comunidades e nações inteiras (HORTON et al., 2010). Esse período foi reconhecido como "janela de oportunidades", por representar uma oportunidade única para um futuro mais saudável e próspero, tanto individual quanto coletivamente. Os impactos na saúde são observados ao longo de toda a vida e, inclusive, na próxima geração (HANSON et al., 2015; HORTON et al., 2010).

Apesar da reconhecida importância de uma dieta saudável na gravidez, a maioria das mulheres muda muito pouco a alimentação durante a gestação (CROZIER et al., 2009). Assim, desde antes da gestação, o planejamento dietético adequado e a educação nutricional para mulheres e gestantes vegetarianas e veganas são medidas que precisam ser incentivadas para assegurar um desfecho satisfatório. A Organização Mundial da Saúde (OMS) recomenda, na assistência pré-natal, aconselhamento sobre alimentação saudável e manutenção de atividade física para que todas as gestantes se mantenham saudáveis e evitem o ganho excessivo de peso nesse período (WHO, 2016).

É importante esclarecer que o vegetarianismo na gestação é seguro, desde que as recomendações de ingestão nutricional sejam atendidas. O vegetarianismo não foi associado a desfechos desfavoráveis na gestação e parto, como maior risco de prematuridade, baixo peso ao nascer, pré-eclâmpsia e diabetes gestacional (SEBASTINI et al., 2019). Além disso, o menor risco de excesso proteico pode ser bastante benéfico na gestação. Um recente estudo com mulheres brasileiras observou que, em comparação com um padrão alimentar tradicional (composto por alimentos in natura ou minimamente processados e contendo feijões, ovos e carnes), mulheres com alta ingestão de alimentos proteicos (carnes, ovos, feijões e poucos alimentos in natura) apresentaram maior risco de pré-eclâmpsia e prematuridade, sendo que mulheres vegetarianas não tiveram risco significativamente maior para nenhum desfecho desfavorável (MIELE et al., 2021).

Diferentes quantidades de nutrientes são necessárias para uma gestação saudável, a fim de promover o desenvolvimento fetal ideal e evitar a "reprogramação" do tecido fetal, predispondo o bebê a condições crônicas ao longo da vida (SEBASTIANI et al., 2019). O crescente campo da epigenética explica que, embora todos tenhamos a herança genética no DNA, a nutrição e demais fatores ambientais podem alterar a expressão gênica. A má nutrição materna, seja por desnutrição e/ou excesso de nutrientes, pode induzir respostas epigenéticas que afetarão permanentemente o desenvolvimento biológico e metabólico individual, seja na infância ou na idade adulta (por exemplo, o desenvolvimento de doenças crônicas) (HANSON et al., 2015). Na gestação, a carência de nutrientes críticos na dieta vegetariana, como proteínas, vitamina B12, vitamina D, cálcio, ferro e ácidos graxos essenciais pode causar riscos fetais (por exemplo, baixo peso ao nascer, disfunções neurológicas e má-formação) (SEBASTINI et al., 2019). Por isso, forte conhecimento nutricional especializado é fundamental.

Dentro dos mil dias, o período de lactação é extremamente importante para o crescimento e desenvolvimento dos lactentes, e também para a saúde materna. O aleitamento materno até pelo menos 2 anos de idade, sendo exclusivo nos seis primeiros meses de vida do bebê, é o padrão-ouro recomendado pela OMS (WHO; UNICEF, 2003) e pelo Ministério da Saúde (BRASIL, 2019). Inúmeros benefícios são adquiridos com o aleitamento materno, comprovados por dezenas de estudos científicos (BRASIL, 2019; VICTORA et al., 2016):

- **Para o bebê:** redução na mortalidade infantil, redução em infecções gastrointestinais e respiratórias, menor risco de alergias, hipertensão, dislipidemia, doenças cardiovasculares e diabetes, risco reduzido de obesidade na infância e idade adulta, maiores pontuações em testes de inteligência (QI), melhor desenvolvimento oral e prevenção de anemia.

- **Para a mãe:** proteção contra câncer de mama e de ovário, diabetes tipo 2 e fraturas por osteoporose.

- **Para as famílias e as nações:** menos gastos em tratamentos médicos, entre outros benefícios.

A eficácia do aleitamento materno dependerá, em parte, do estado nutricional materno, pois a inadequada ingestão de macro e micronutrientes durante a lactação pode levar à redução de micronutrientes no leite materno e ao desmame precoce.

2 O leite produzido pela mãe vegetariana ou vegana

O leite materno é o melhor alimento para o bebê, independentemente do estado nutricional materno. Mães vegetarianas e veganas são mais propensas a amamentar, comparadas com mulheres onívoras, e a duração do aleitamento materno costuma ser maior (PAWLAK et al., 2014).

Já é comprovado que o teor de energia, proteínas, carboidratos e gorduras varia muito pouco em função da nutrição materna (WHO, 1985). Igualmente, alguns micronutrientes têm a sua composição bastante estável no leite humano, em especial ferro, zinco, ácido fólico, cálcio e cobre (WHO, 1985; ALLEN, 2012). Assim, caso a dieta materna seja deficitária nesses nutrientes, o impacto nutricional negativo recai sobre a mulher, estratégia sábia da natureza para proteger o bebê e garantir a qualidade nutricional do leite materno.

Entretanto, sabe-se que o teor de algumas vitaminas e ômega-3 do leite humano pode variar dependendo do estado nutricional materno. Os principais nutrientes críticos são: tiamina, riboflavina, niacina, vitamina B12, colina, iodo, selênio, vitamina A, vitamina D e ácidos graxos essenciais, particularmente ômega-3 (WHO, 1985; ALLEN, 2012). Assegurar que esses nutrientes críticos sejam consumidos pela mãe vegetariana ou vegana é essencial para a saúde do binômio mãe-bebê e para o crescimento e desenvolvimento infantil.

Bebês amamentados exclusivamente de mães que não consomem produtos de origem animal podem ter reservas muito limitadas de vitamina B12 (NIH, 2021b). Por isso, o nutricionista deve dar atenção especial para a vitamina B12 no planejamento dietético. Lactentes de mães deficientes de B12 são suscetíveis à deficiência de B12 logo nos primeiros meses de vida (CHANDYO et al., 2017). A deficiência de vitamina B12 não detectada e não tratada em bebês pode resultar em graves danos neurológicos, déficit de crescimento, atrasos no desenvolvimento e anemia. A deficiência do bebê pode ser severa, especialmente se a deficiência da mãe for grave ou causada por anemia perniciosa; às vezes, a deficiência da própria mãe é clinicamente leve e não reconhecida (NIH, 2021b).

Assim, o planejamento dietético da nutriz vegetariana e vegana precisa ser cuidadosamente realizado, bem como o acompanhamento da adesão ao plano alimentar proposto. Fontes vegetais de tiamina, riboflavina, niacina, colina, iodo, selênio, carotenos, vitamina D e ácidos graxos essenciais precisam ser asseguradas no cardápio. Por fim, a suplementação com vitamina B12 e ômega-3 vegetal é recomendada para todas as gestantes e lactantes vegetarianas e veganas (SLYWITCH, 2022), como veremos a seguir.

3 Peso corporal e necessidades energéticas

Sabe-se que o índice de massa corporal (IMC) pré-concepcional é determinante para evitar desfechos adversos durante a gravidez. O excesso de peso e o excesso calórico estão relacionados ao risco de saúde materna e fetal, incluindo diabetes, pré-eclâmpsia e doenças cardiovasculares. Portanto, o ganho de peso durante a gravidez deve ser mantido dentro da faixa de normalidade recomendada. A vantagem do padrão vegetariano nesse aspecto é considerável: estudos populacionais mostram que mulheres e homens vegetarianos apresentam menor IMC do que onívoros ao longo da vida, sendo que as mulheres veganas apresentam IMC ainda menor, mantendo-se dentro da eutrofia (SLYWITCH, 2022). Gestantes vegetarianas possuem IMC mais baixo se comparadas às onívoras e menor prevalência de sobrepeso e obesidade, inclusive alguns anos após o parto (SIMÕES-WÜST et al., 2014). Entretanto, é importante lembrar que baixo IMC também pode prejudicar o desenvolvimento fetal e o fornecimento de nutrientes, levando a resultados adversos no parto, atrasos físicos e cognitivos na infância e distúrbios metabólicos (SEBASTIANI *et al.*, 2019).

Por que vegetarianos tendem a ter menor IMC do que onívoros? Sabemos que a regulação do peso corporal depende do balanço energético entre as calorias consumidas e gastas. O vegetarianismo não é garantia de balanço energético negativo ou igual a zero, especialmente se a alimentação vegetariana for baseada em produtos vegetarianos ultraprocessados, frituras e/ou vegetais ricos em gordura. Entretanto, os alimentos vegetais, como frutas, verduras, raízes, tubérculos, legumes, cereais e leguminosas, por conterem menos gorduras do que alimentos animais, como carnes, ovos e laticínios, possuem menor densidade calórica. Já óleos vegetais, oleaginosas e algumas frutas, como coco e abacate, possuem alta densidade energética. Assim, dependendo da composição da dieta vegetariana, pode-se atingir maior ou menor ingestão de calorias. O profissional de nutrição deverá estar atento ao plano alimentar para garantir suficiente aporte energético para a gestante e a nutriz vegetariana.

É importante ressaltar que o ganho de peso da gestante vegetariana deve ser o mesmo de qualquer gestante, definido segundo o IMC pré-gestacional e segundo as recomendações do Instituto de Medicina dos EUA (IOM).

Tabela 1 – Ganho de peso gestacional adequado de acordo com o IMC pré-gestacional

ESTADO NUTRICIONAL ANTES DA GESTAÇÃO	IMC (kg/m^2)	GANHO DE PESO DURANTE A GESTAÇÃO (kg)	GANHO DE PESO POR SEMANA NOS 2º E 3º TRIMESTRES (kg)
Baixo peso	< 18,5	12,5 a 18	0,5
Peso adequado	18,5 a 24,9	11 a 16	0,4
Sobrepeso	25,0 a 29,9	7 a 11,5	0,3
Obesidade	≥ 30,0	5 a 9	0,2

Fonte: adaptado de IOM (2009).

É recomendável plotar os dados do IMC nas curvas de ganho ponderal por semana gestacional para monitoramento e orientação alimentar adequados (ATALAH et al., 1997).

Para o cálculo das necessidades energéticas da gestante, as recomendações do IOM (2009) são preconizadas, independentemente do padrão dietético vegetariano. O cálculo do Gasto Energético Diário (GED) dependerá do trimestre gestacional em que a gestante se encontra, sendo que o adicional de calorias é somado ao gasto energético não gestante. Este é calculado normalmente, dependendo da idade, peso pré-gestacional, estatura e atividade física da mulher, conforme equações preditivas do IOM (2005):

$$GED = 354 - (6{,}91 \times idade\,[anos]) + AF^b\,[(9{,}36 \times peso\,[kg]) + (726 \times estatura\,[m])]$$

AF^b = Coeficiente de atividade física a ser multiplicado na equação do IOM (2005):
Sedentário (AF = 1,0)
Atividade leve (AF = 1,12)
Atividade moderada (AF = 1,27)
Atividade intensa (AF = 1,45)

Primeiro trimestre: GED = GED não gestante + **0 kcal/dia**

Segundo trimestre: GED = GED não gestante + **340 kcal/dia**

Terceiro trimestre: GED = GED não gestante + **452 kcal/dia**

Apesar do adicional calórico no primeiro trimestre ser nulo, isso não significa que a gestante não deva aumentar de peso ou que possa reduzir seu peso nas primeiras 12 semanas. Um estudo recente acompanhou 1.164 mulheres antes e durante a gestação, com monitoramento do peso pré-gestacional e em dez intervalos gestacionais. Observou-se que ganho de peso na primeira metade da gestação (até a semana 14 e entre as semanas 14 e 18) foi associado ao peso adequado ao nascer, ressaltando a importância da nutrição pré-concepcional e, no primeiro trimestre da gestação, da diminuição do risco de baixo peso ao nascer (RETNAKARAN et al., 2018).

Para a lactação, independentemente do vegetarianismo, há um aumento expressivo no gasto calórico da nutriz. Os valores de quilocalorias da amamentação que devem ser somados ao gasto energético dependem da idade em meses do bebê (FAO; WHO; UNU, 2001), aumentando gradualmente até o final da amamentação exclusiva, no sexto mês, conforme ilustra a figura 1.

Figura 1 – Gasto energético em função da idade em meses do bebê durante amamentação exclusiva

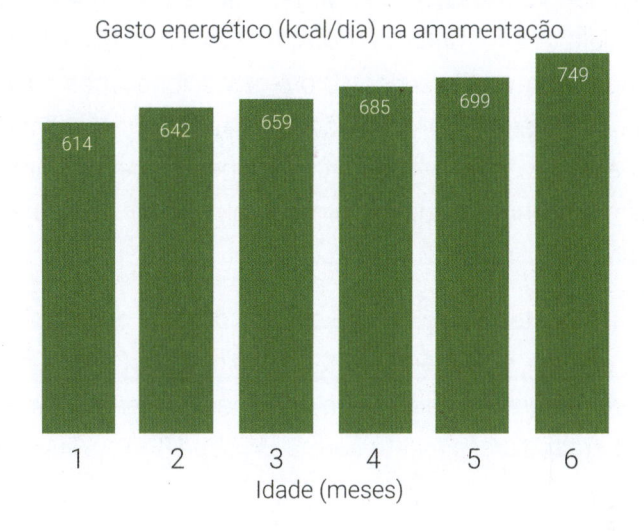

Gasto energético (kcal/dia) na amamentação

Idade (meses)	kcal/dia
1	614
2	642
3	659
4	685
5	699
6	749

Fonte: adaptado de FAO, WHO e UNU (2001).

Para não afetar a lactogênese, a redução ao peso pré-gestacional não deve ser rápida, recomendando-se uma redução de até 2 kg/mês no pós-parto (DEWEY, 1998). Assim, o planejamento dietético da nutriz vegetariana deve levar em consideração o déficit calórico para essa perda máxima de peso. O IOM (2005) recomenda o seguinte cálculo do gasto na lactação:

0 a 6 meses pós-parto: GED = GED não gestante + **500 – 170 kcal/dia**

7 a 12 meses pós-parto: GED = GED não gestante + **400 kcal/dia**

Após sete meses, pela introdução da alimentação complementar, o gasto calórico da amamentação tende a diminuir gradualmente, na medida em que parte das necessidades energéticas do bebê é suprida por outras fontes alimentares além do leite materno.

Garantir o estado nutricional adequado da nutriz vegetariana deve ser a prioridade do atendimento clínico. Mães vegetarianas podem apresentar menos depósitos de gordura para a lactação. Um estudo acompanhou 42 mães e bebês vegetarianos e 43 mães e bebês onívoros em aleitamento materno (FIKAWATI et al., 2014). As mães vegetarianas apresentavam menor IMC pré-gestacional, mas maior ganho de peso na gravidez em comparação com as onívoras. Além disso, mães vegetarianas tiveram IMC significativamente menor durante a lactação. As mães onívoras ingeriam mais calorias em comparação com as vegetarianas.

Sem a ingestão adequada de energia durante a lactação, o perfil nutricional pós-parto de mães vegetarianas pode sofrer um impacto negativo, de modo que os estoques nutricionais maternos são sacrificados para sustentar o crescimento normal do bebê (SEBASTIANI et al., 2019).

4 Macronutrientes: cálculo e planejamento alimentar

As recomendações de ingestão de macronutrientes da gestante e da nutriz vegetariana e vegana são os mesmos das que seguem o padrão dietético onívoro. Entretanto, o planejamento nutricional precisa ser bem orientado para assegurar, sobretudo, a adequada ingestão proteica, uma vez que as carnes são excluídas do cardápio, e de ômega-3, pela exclusão de peixes.

Na gestação, a ingestão proteica deve aumentar cerca 25 g/dia (atingindo cerca de 1,1 g/kg/dia) (IOM, 2005). A ingestão de proteínas pode variar entre 10% a 35% do valor calórico total (VCT), dependendo do consumo energético da gestante.

A necessidade proteica da gestante no primeiro trimestre é praticamente a mesma da não gestante (IOM, 2005). O turnover de proteínas do corpo inteiro, medido pela cinética da leucina, está aumentado em mulheres grávidas nas semanas 24 e 35 em comparação com mulheres grávidas de 13 semanas ou com mulheres não grávidas (IOM, 2005). No segundo trimestre, a necessidade proteica aumenta para 14,7 g/dia e, no terceiro trimestre, para 27,3 g/dia. Na gestação como um todo, o valor da necessidade média estimada (EAR) de proteínas é de 21 g/dia ou 0,88 g/kg/dia, e o valor da ingestão dietética recomendada (RDA) é de 25 g/dia ou 1,1 g/kg/dia (IOM, 2009).

A necessidade proteica da mulher também aumenta na lactação pelo teor de proteínas no leite materno e pelos demais compostos nitrogenados que compõem o leite humano. No primeiro mês de amamentação, o adicional proteico é de cerca de 23,4 g/dia; no segundo e terceiro mês, cerca de 21 g/dia, reduzindo para 18 g/dia a partir do quarto mês de amamentação (IOM, 2005). Para simplificar os cálculos, usa-se o mesmo valor de recomendação proteica para todos os meses: na amamentação, o valor da EAR de proteínas é de 21 g/dia ou 1,05 g/kg/dia, e o valor da RDA é de 25 g/dia ou 1,3 g/kg/dia (IOM, 2005).

Esses valores foram calculados para amamentação exclusiva. Caso o bebê esteja em aleitamento misto, esses valores diminuem, porém não é possível determinar com precisão a magnitude. Por segurança, é recomendável manter os mesmos valores para amamentação exclusiva ou mista.

Como discutido anteriormente, as fontes vegetais contêm todos os aminoácidos essenciais. Uma dieta variada contendo leguminosas e cereais integrais na quantidade adequada é capaz de suprir a necessidade proteica da gestante, mas é importante ressaltar que esse consumo deve ser diário e regular. Cerca de 25 g de proteína podem ser obtidos em 4 conchas de feijões ou 4 xícaras de "leite" de soja (bebida vegetal à base de soja, mas não suco). Um plano alimentar diário que contenha cerca de 4 ou mais porções de leguminosas, 8 ou mais porções de cereais integrais, 4 ou mais porções de oleaginosas e razoável quantidade de sementes e demais alimentos vegetais, como folhas, frutas e legumes, pode atingir cerca de 60 a 70 g de proteínas. Entretanto, se o consumo de leguminosas não for priorizado diariamente e na quantidade certa, essa ingestão proteica pode diminuir consideravelmente.

Nesses casos, é importante considerar o uso de suplementos de proteínas (proteínas veganas em pó, proteínas líquidas ou barras de proteína veganas, por exemplo) para atingir a necessidade de 1,1 g/kg/dia de proteínas na gestação e de 1,3 g/kg/dia na lactação.

A adequação energética e proteica reduz o risco de prematuridade e baixo peso ao nascer, mas a suplementação hiperproteica não é recomendada (SEBASTINI et al., 2019), devendo o profissional de nutrição manter o plano alimentar dentro dos valores recomendados pelo IOM (2005). O nutricionista deve se atentar em especial às gestantes vegetarianas no último trimestre e às nutrizes vegetarianas, pela alta demanda proteica dessas fases. Além disso, é fundamental considerar não apenas a prescrição, mas também o adequado aconselhamento para o consumo regular via alimentação e/ou suplementação de proteínas vegetais (caso não se atinja a ingestão recomendada apenas via alimentação).

Além do total proteico, o nutricionista deve assegurar, no planejamento dietético vegetariano, a ingestão recomendada de aminoácidos essenciais na gestação e na lactação. Esses valores estão apresentados na tabela 2.

Tabela 2 – Valores de ingestão de aminoácios recomendada para gestantes e lactantes vegetarianas

AMINOÁCIDOS ESSENCIAIS	PARA GESTANTES	PARA LACTANTES
Histidina	18 mg/kg/dia	19 mg/kg/dia
Isoleucina	25 mg/kg/dia	30 mg/kg/dia
Leucina	56 mg/kg/dia	62 mg/kg/dia
Lisina	51 mg/kg/dia	52 mg/kg/dia
Metionina + cisteína	25 mg/kg/dia	26 mg/kg/dia
Fenilalanina + tirosina	44 mg/kg/dia	51 mg/kg/dia
Treonina	26 mg/kg/dia	30 mg/kg/dia
Triptofano	7 mg/kg/dia	9 mg/kg/dia
Valina	31 mg/kg/dia	35 mg/kg/dia

Fonte: adaptado de IOM (2005).

Outro cuidado importante no planejamento nutricional de gestantes e lactantes vegetarianas é assegurar a ingestão de ácidos graxos essenciais. O ácido linoleico (ômega-6, LA) é derivado de nozes, sementes e óleos vegetais. As fontes de ácido alfa-linolênico (ômega-3, ALA) são sementes de linhaça, chia, nozes e seus óleos. Vegetarianos tendem a consumir LA e ALA suficientemente. A alta temperatura danifica o ALA, por isso ele não deve ser aquecido. Apenas uma colher de chá de óleo de linhaça contém 2,5 g de ALA, o que supera as recomendações diárias de ALA para gestantes (DRI = 1,4 g/dia) e lactantes (DRI = 1,3 g/dia) (USDA, 2019; IOM, 2005).

IMPORTANTE

Por segurança, alguns autores recomendam que a ingestão de ALA para vegetarianos e veganos seja o dobro da ingestão diária recomendada (SLYWITCH, 2022). Assim, para gestantes vegetarianas, frente ao conhecimento atual, a recomendação de ingestão de ALA ficaria em 2,8 g/

> dia, e para lactantes vegetarianas, em 2,6 g/dia (o dobro das recomendações do , 2005), o que pode ser facilmente atingido com o consumo diário de 1½ colher (chá) de óleo de linhaça prensado a frio.

ALA e LA são essenciais para a membrana celular e produção de eicosanoides. LA (n-6) é convertido em ácido araquidônico (AA) e ALA (n-3) é convertido em ácido eicosapentaenoico (EPA) e ácido docosa-hexaenoico (DHA). A alta ingestão de LA (n-6) inibe a síntese de DHA a partir de ALA (n-3); consequentemente, uma ingestão equilibrada de n-6 e n-3 é vantajosa (SEBASTIANI et al., 2019). Independentemente da gestação e lactação, a relação n-6:n-3 não deve ultrapassar 10:1, e a maioria dos estudos sugere que essa razão não ultrapasse 4 a 6:1 (SLYWITCH, 2022).

O DHA é um componente importante das membranas neurais e da retina. Acumula-se no cérebro e na retina do feto durante a gestação e início da vida pós-natal. É transferido através da placenta e do leite materno (SEBASTIANI et al., 2019). As fontes de DHA e EPA são sobretudo peixes marinhos. As algas marinhas são também fontes de DHA. Sabe-se que os níveis de DHA no plasma e leite humano aumentam com a suplementação de DHA.

Há pouca literatura sobre os níveis de DHA na gestação e na lactação de mulheres vegetarianas. A necessidade nutricional é aumentada em ambas as fases, e menores quantidades de DHA foram encontradas em níveis plasmáticos de fetos de mães vegetarianas do que de onívoras (SEBASTIANI et al., 2019).

Um estudo observacional comparando o leite materno de vegetarianas, veganas e onívoras encontrou que o perfil lipídico do leite de veganas apresentou melhor composição nutricional: veganas tinham seus leites com ácidos graxos insaturados e ômega-3 significativamente mais altos e menos gorduras saturadas, gorduras trans e proporções de ômega-6 para ômega-3 do que mães vegetarianas e onívoras. As concentrações de DHA foram baixas, independentemente do padrão de dieta materna, e refletiram a baixa ingestão de alimentos marinhos e uso de suplementos (PERRIN et al., 2019).

Um estudo do Reino Unido mostrou que o leite materno de mães vegetarianas possui mais que o dobro da quantidade de LA e ALA, porém níveis mais baixos de DHA, se comparado ao das onívoras, o que não foi observado em um estudo norte-americano (SEBASTIANI et al., 2019).

Pela dificuldade de dosar níveis de DHA em exames laboratoriais e pela suficiente evidência de efeitos benéficos do DHA sobre o desenvolvimento neurológico do bebê, a suplementação com DHA para todas as gestantes e lactantes vegetarianas é recomendada (SLYWITCH, 2022).

O profissional de saúde precisa estar atento ao efeito nocivo que a prescrição de ômega-3 de peixes pode causar ao ecossistema. Em uma população que cresce continuamente, a pesca torna-se cada vez mais volumosa para atender ao consumo, o que causa escassez. Além disso, a ação predatória humana modifica o ambiente marinho. Estima-se que, até 2048, se não houver mudança do consumo humano de peixes, o ambiente marinho estará 100% colapsado (SLYWITCH, 2022). Frente à crise ambiental nos nossos oceanos, a ingestão de ômega-3 deve ser proveniente de fontes vegetais (figura 2). O uso de DHA oriundo de microalgas eleva o nível de DHA e EPA de indivíduos vegetarianos e onívoros e tem o mesmo efeito metabólico que o oriundo de peixes, aumentando de forma significativa a concentração de DHA em plasma, soro, plaquetas e eritrócitos e sendo muito mais sustentável do ponto de vista ambiental (SLYWITCH, 2022).

Figura 2 – A suplementação com ômega-3 vegano no lugar do óleo de peixe também é uma maneira de preservar os oceanos

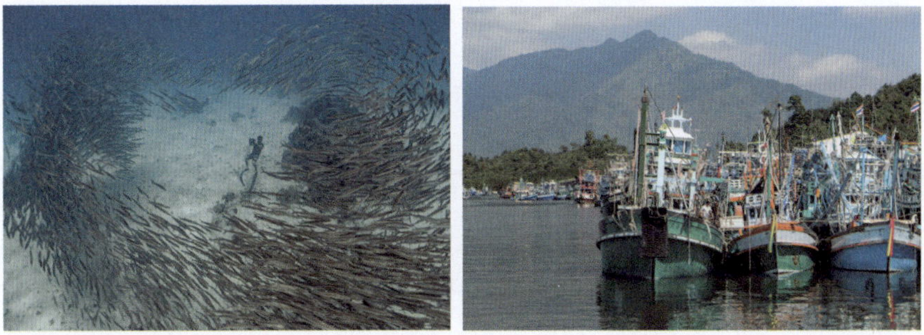

Portanto, vegetarianas gestantes e lactantes devem usar DHA na forma de suplementos de microalgas. Existem diferentes marcas comerciais no mercado nacional e internacional, sendo também possível manipular DHA vegano em farmácias magistrais. A dose diária deve ficar entre 200 e 300 mg/dia (SLYWITCH, 2022).

5 Micronutrientes: cálculo e planejamento alimentar

Todas as gestantes precisam de suplementação nutricional adequada. O profissional de nutrição deve avaliar o estado nutricional de micronutrientes de gestantes e lactantes vegetarianas, com foco especial nos nutrientes críticos no vegetarianismo, especialmente ferro e vitamina B12.

A necessidade de ferro é muito alta na gestação (DRI = 27 mg/dia), baixando na lactação (DRI = 10 mg/dia), comparativamente com não grávidas (DRI = 18 mg/dia) (IOM, 2006). Na gestação, o volume sanguíneo aumenta e o transporte de ferro pela placenta é intenso. Não é possível atingir a necessidade apenas via alimentação.

Por isso, a suplementação com ferro é essencial e preconizada pela OMS (WHO, 2017), pelo Ministério da Saúde (BRASIL, 2013) e pelo Instituto Nacional de Saúde Norte-Americano (NIH, 2021a) para todas as gestantes. No Brasil, a dose preventiva é de 40 mg/dia de ferro elementar para gestantes e puérperas até o terceiro mês pós-parto (BRASIL, 2013).

O acompanhamento pré-natal com hemograma a cada trimestre é importante para o diagnóstico de anemia e o tratamento oportuno. O monitoramento de indicadores do estado de ferro, como ferritina, transferrina e saturação de transferrina é bastante útil para o diagnóstico da deficiência de ferro sem anemia, sendo que a correta interpretação desses exames laboratoriais na gestante deve considerar o estado inflamatório, pois a ferritina geralmente se eleva não como resposta ao adequado estado de ferro, como vimos anteriormente, e sim como resposta ao estado inflamatório, podendo dificultar o diagnóstico da deficiência de ferro na gravidez.

As doses de ferro para tratamento, seja da anemia ou da deficiência de ferro, podem ser bem mais altas que o upper level (UL) de ferro (45 mg/dia). Em casos de intolerância oral ou não adesão ao tratamento, o encaminhamento ao médico é imprescindível para o tratamento o mais rápido possível. Afinal, como já mencionamos, anemia e deficiência de ferro trazem consequências graves ao binômio mãe-bebê.

A ingestão de vitamina B12 depende do consumo de alimentos animais. Por isso, vegetarianas e veganas são grupos de risco para deficiência dessa vitamina. A deficiência materna de vitamina B12 é associada ao aumento do risco de complicações graves na gravidez, incluindo aborto espontâneo, baixo peso ao nascer, restrição de crescimento intrauterino e defeitos do tubo neural (CHANDYO et al., 2017). Por isso, a suplementação com vitamina B12 é mandatória para toda gestante e nutriz vegetariana ou vegana (SLYWITCH, 2022).

Durante a gravidez, a vitamina B12 é concentrada no feto e armazenada no fígado. Os bebês nascidos de mães repletas de vitamina B12 têm estoques de vitamina B12 adequados para sustentá-los nos primeiros meses pós-parto (CHANDYO et al., 2017). Consequentemente, a deficiência de vitamina B12 raramente ocorre antes que o bebê tenha cerca de 4 meses, se a mãe tiver mantido um nível adequado de vitamina B12 durante a gravidez.

Bebês em aleitamento materno cujas mães têm deficiência de vitamina B12 são vulneráveis à deficiência de vitamina B12 desde tenra idade. Bebês de mães lactantes deficientes de B12 podem ter severas complicações em saúde, incluindo anormalidades de desenvolvimento e anemia (CHANDYO et al., 2017).

Um estudo analisou B12 em leite materno de veganas, vegetarianas e onívoras. Cerca de 20% das amostras tinham baixas concentrações de vitamina B12 (< 310 pmol/L), independentemente do padrão de dieta materna. Aproximadamente 85% das participantes categorizadas como tendo baixo nível de vitamina B12 estavam tomando suplementos dessa vitamina em doses superiores à RDA (PAWLAK et al., 2018).

Como vimos, as doses de suplementação de vitamina B12 não são consenso na literatura. Usar como referência de dose de suplementação 100% das recomendações de vitamina B12 para gestantes (DRI = 2,6 μg/dia) e lactantes (DRI = 2,8 μg/dia) não vai corrigir a deficiência de B12 em vegetarianas e veganas. Por exemplo, para adultos vegetarianos e veganos saudáveis e na ausência de exames laboratoriais, é recomendada a dose preventiva diária de 500 μg/dia de vitamina B12, valor muitas vezes superior à DRI. Além disso, doses muito maiores podem ser necessárias dependendo da avaliação clínica (SLYWITCH, 2022).

Frente ao conhecimento atual, para gestantes e lactantes vegetarianas e veganas, é recomendável que o profissional de nutrição monitore o estado nutricional de vitamina B12 com exames laboratoriais e considere doses de suplementação oral de vitamina B12 variando entre 500 e 1.500 μg/dia. Uma vez normalizado o exame laboratorial, a suplementação de vitamina B12 não deve ser interrompida, caso contrário, haverá reincidência da deficiência por falta de consumo alimentar. Assim, é necessário o ajuste na suplementação da dose de correção para a dose de manutenção, o que é realizado no acompanhamento clínico individual. Por segurança, na ausência de acompanhamento nutricional de gestantes e nutrizes vegetarianas, deve-se manter a dose preventiva de 500 μg/dia mesmo após a normalização dos exames bioquímicos.

Outros micronutrientes de atenção são o cálcio, a vitamina D, o zinco e a colina. Durante a gestação saudável, a absorção de cálcio aumenta, e a DRI do mineral permanece a mesma para não grávidas (DRI = 1.000 mg/dia) (IOM, 2006). Entretanto, vegetarianas e veganas devem consumir entre 1.200 e 1.500 mg/dia de cálcio, 20% a mais que onívoras, o que significa a ingestão diária de cerca de seis porções de alimentos ricos em cálcio (SEBASTIANI et al., 2019). Veganas apresentam ingestão de cálcio menor do que a recomendada, e lactovegetarianas geralmente consomem quantidades próximas da adequação. Fontes vegetais de cálcio devem ser incluídas no cardápio, especialmente bebidas fortificadas com cálcio. Caso não seja possível assegurar a ingestão via alimentação, a suplementação com cálcio é recomendada.

A deficiência e insuficiência de vitamina D são frequentes. Embora a DRI seja a mesma para mulheres não grávidas (DRI = 600 UI/dia), gestantes e lactantes vegetarianas têm maior risco de hipovitaminose D (IOM, 2006; SEBASTIANI et al., 2019). Especialmente em veganas, a suplementação oral é o modo mais adequado de se assegurar o estado nutricional de vitamina D, já que não há consumo de laticínios fortificados. Se possível, o monitoramento da concentração sérica de vitamina D em gestantes e lactantes vegetarianas é útil para o ajuste da dose individual para a suplementação (terapêutica ou profilática).

A necessidade de zinco aumenta tanto na gestação (DRI = 11 mg/dia) quanto na lactação (DRI = 12 mg/dia), em comparação com mulheres não grávidas (DRI = 8 mg/dia) (IOM, 2006). Aporte diário de leguminosas é fundamental para chegar a esses valores em dietas vegetarianas. Caso o aporte alimentar não seja suficiente, a suplementação é recomendada.

A necessidade de iodo é maior na gestação (DRI = 220 μg/dia) e na lactação (DRI = 290 μg/dia) do que em mulheres não grávidas (DRI = 150 μg/dia) (IOM, 2006). No Brasil, a principal fonte de iodo é o sal iodado, diferentemente de outros países, que dependem dos teores de iodo em carnes, peixes e laticínios. O conteúdo de iodo no sal geralmente é suficiente para evitar o risco de deficiência de iodo na gestação, porém a avaliação individual da ingestão é recomendada, além de, se necessário, uso de suplemento oral (SEBASTIANI et al., 2019).

As necessidades de magnésio aumentam pouco na gestação, cerca de 40 mg/dia, e se mantêm iguais em lactantes e mulheres não grávidas (IOM, 2006). Na gestação, adequado magnésio sérico é essencial para o desenvolvimento do feto, e os níveis diminuem fisiologicamente pela alta demanda, maior excreção renal e hemodiluição. Em mulheres vegetarianas, a ingestão de magnésio costuma ser maior do que em onívoras (SEBASTIANI et al., 2019).

As necessidades de colina também aumentam na gestação (DRI = 450 mg/dia) e na lactação (DRI = 550 mg/dia), em comparação com as não grávidas (DRI = 425 mg/dia) (IOM, 2005). Fontes vegetais de colina, apresentadas anteriormente, devem fazer parte do cardápio vegetariano diário. Caso negativo, a suplementação é recomendada.

Ácido fólico não costuma ser um nutriente crítico na dieta vegetariana bem planejada devido ao alto consumo de vegetais folhosos. Entretanto, a suplementação com 600 μg/dia para todas as gestantes e tentantes é recomendada para diminuir risco de má-formação fetal.

Demais micronutrientes devem ter sua ingestão assegurada no plano alimentar para atingir 100% da DRI de gestante ou lactante. Como medida de segurança nutricional para gestantes ou lactantes vegetarianas que tenham dificuldades em aderir ao plano alimentar proposto, a suplementação polivitamínica e polimineral pode ser prescrita pelo nutricionista.

6 Exames laboratoriais e suplementação

Os exames básicos de triagem nutricional laboratorial pré-natal, como hemograma, glicemia de jejum e vitamina B12 sérica, são essenciais no acompanhamento da gestante vegetariana, idealmente a cada trimestre. Exames bioquímicos do estado de ferro (por exemplo, ferritina e saturação de transferrina), vitamina D (25 hidroxicalciferol), ácido fólico sérico, retinol sérico e de proteínas e função renal (ureia, proteínas totais e frações, creatinina) também são úteis para diagnóstico de deficiências para a intervenção nutricional oportuna, e deverão ser solicitados conforme cada caso, com base na avaliação clínica individual. O mesmo raciocínio clínico vale para a nutriz vegetariana.

Especialmente sobre estado de ferro, recomenda-se cautela na interpretação dos valores na gestante, pela interferência do estado inflamatório gravídico, que pode mascarar os resultados, dificultando o diagnóstico oportuno da deficiência de ferro antes de chegar à anemia manifesta, como visto anteriormente.

A suplementação com ácido fólico, ferro, vitamina B12 e ômega-3 vegano é recomendada para a gestante vegetariana desde o início da gestação. Para a nutriz vegetariana, a suplementação com ferro é recomendada nos três primeiros meses pós-parto, e a suplementação com vitamina B12 e ômega-3 é recomendada em uso contínuo na amamentação. Demais micronutrientes (por exemplo, cálcio e vitamina D) podem ser indicados para a suplementação com base na avaliação nutricional individual. Atenção especial às necessidades de cálcio e vitamina D deve ser dada à nutriz vegana, que muitas vezes precisará de suplementação. As doses de cada micronutriente para suplementação variam individualmente, dependendo dos exames séricos e da ingestão dietética via alimentação, devendo atingir as DRIs e respeitar o UL.

Considerações finais

O vegetarianismo e o veganismo são seguros na gestação, desde que bem planejados. Nutrientes críticos, como energia, proteínas, vitamina B12, ferro, ômega-3, colina, zinco, cálcio e vitamina D, precisam de fontes alternativas vegetais e/ou suplementação oral preventiva. O nutricionista deve realizar uma avaliação nutricional cuidadosa ao prestar assistência às gestantes e lactantes vegetarianas ou veganas para identificar riscos nutricionais e a correção imediata do plano alimentar e nutricional, pois os desfechos podem ser graves.

A avaliação nutricional precisa ser regular ao longo da gestação. A suplementação é obrigatória para vitamina B12 e ferro, recomendada para DHA de microalgas e sugerida para demais nutrientes que não atinjam a recomendação da ingestão. Mais estudos em larga escala sobre vegetarianismo e veganismo maternos são necessários para projetar estratégias de intervenção nutricional tanto pré-gestacional quanto durante a gravidez e no pós-parto.

Referências

ALLEN, L. H. B vitamins in breast milk: relative importance of maternal status and intake, and effects on infant status and function. **Advances in Nutrition**, v. 3, n. 3, p. 362-369, 2012.

ATALAH, S. E. *et al*. Propuesta de um nuevo estandar de evaluación nutricional en embarazadas. **Rev Med Chile**, v. 125, p. 1429-1436, 1997.

BRASIL. Ministério da Saúde. **Guia alimentar brasileiro para crianças menores de 2 anos**. Brasília, DF: Ministério da Saúde, 2019.

BRASIL. Ministério da Saúde. Secretaria de Atenção à Saúde. Departamento de Atenção Básica.**Programa nacional de suplementação de ferro**: manual de condutas gerais. Brasília, DF: Ministério da Saúde, 2013.

CHANDYO, R. K. *et al*. The effects of vitamin B12 supplementation in pregnancy and postpartum on growth and neurodevelopment in early childhood: study protocol for a randomized placebo controlled trial. **BMJ Open**, v. 7, p. e016434, 2017.

CROZIER, S. R. *et al*. Women's dietary patterns change little from before to during pregnancy. **The Journal of Nutrition**, v. 139, n. 10, p. 1956-1963, 2009.

DEWEY, K. G. Effects of maternal caloric restriction and exercise during lactation. **The Journal of Nutrition**, v. 128, n. 2, p. 386S-389S, 1998.

FAO; WHO; UNU. **Human energy requirements**. Roma: Food and Agriculture Organization, 2001.

FIKAWATI, S. et al. Comparison of lactational performance of vegetarian and non-vegetarian mothers in Indonesia. **Malays. J. Nutr.**, v. 20, p. 15-25, 2014.

FRANCISCHI, R.; ALVES, C. A importância dos primeiros 1090 dias na saúde a longo prazo. In: GOWDAK, M. M. G; MACHADO, v. A.; GOWDAK, L. H. W. (ed.). **Nutrição em cardiologia**. São Paulo: Editora dos Editores, 2022.

HANSON, M. A. et al. The International Federation of Gynecology and Obstetrics (Figo) recommendations on adolescent, preconception, and maternal nutrition: "think nutrition first". **Int J Gynaecol Obstet**, v. 131, suppl. 4, p. S213-53, 2015.

HORTON, S. et al. **Scaling up nutrition**: what will it cost? Washington, DC: The World Bank Group, 2010.

INSTITUTE OF MEDICINE (IOM). **Dietary reference intakes for energy, carbohydrate, fiber, fat, fatty acids, cholesterol, protein, and amino acids**. Washington, DC: The National Academies Press, 2005.

INSTITUTE OF MEDICINE (IOM). **Dietary reference intakes**: the essential guide to nutrient requirements. Washington, DC: The National Academies Press, 2006.

INSTITUTE OF MEDICINE (IOM). National Research Council committee to reexamine pregnancy weight guidelines. **Weight gain during pregnancy**: reexamining the guidelines. Washington, DC: National Academies Press, 2009.

MIELE, M. J. et al. Maternal nutrition status associated with pregnancy-related adverse outcomes. **Nutrients**, v. 13, n. 7, p. 2398, 2021.

NATIONAL INSTITUTE OF HEALTH (NIH). Office of Dietary Supplements. Iron: fact sheet for health professionals. **NIH**, 2021a. Disponível em: https://ods.od.nih.gov/factsheets/Iron-HealthProfessional/. Acesso em: 10 mar. 2022.

NATIONAL INSTITUTE OF HEALTH (NIH). Office of Dietary Supplements. Vitamin B12: fact sheet for health professionals. **NIH**, 2021b. Disponível em: https://ods.od.nih.gov/factsheets/VitaminB12-HealthProfessional/. Acesso em: 2 mar. 2022.

PAWLAK, R. et al. Pregnancy outcome and breastfeeding pattern among vegans, vegetarians and non-vegetarians. **J Diet Res Nutr**, v. 1, p. 4, 2014.

PAWLAK, R. et al. Vitamin B-12 content in breast milk of vegan, vegetarian, and nonvegetarian lactating women in the United States. **Am. J. Clin. Nutrition**, v. 108, p. 525-531, 2018.

PERRIN, M. T. et al. A cross-sectional study of fatty acids and brain-derived neurotrophic factor (BDNF) in human milk from lactating women following vegan, vegetarian, and omnivore diets. **European Journal of Nutrition**, v. 58, n. 6, p. 2401-2410, 2019.

RETNAKARAN, R. et al. Association of timing of weight gain in pregnancy with infant birth weight. **JAMA Pediatr.**, v. 172, n. 2, p. 136-142, 2018.

SEBASTIANI, G. et al. The effects of vegetarian and vegan diet during pregnancy on the health of mothers and offspring. **Nutrients**, v. 11, n. 3, p. 557, 2019.

SIMÕES-WÜST, A. p. et al. Influence of alternative lifestyles on self-reported body weight and health characteristics in women. **European Journal of Public Health**, v. 24, n. 2, p. 321-327, 2014.

SLYWITCH, E. **The IVU vegan nutrition guide for adults**. [S. l.]: International Vegetarian Union (IVU); Department of Medicine and Nutrition, 2022.

THE LANCET. Maternal and child undernutrition series. **The Lancet**, 2008. Disponível em: http://www.thelancet.com/series/maternal-and-child-undernutrition. Acesso em: 4 ago 2020.

UNITED STATES DEPARTMENT OF AGRICULTURE (USDA). Agricultural Research Service. FoodData Central. **USDA**, 2019. Disponível em: https://fdc.nal.usda.gov. Acesso em: 20 mar. 2022.

VICTORA, C. G. et al. Breastfeeding in the 21st century: epidemiology, mechanisms, and lifelong effect. **Lancet**, v. 387, n. 10017, p. 475-90, 2016.

WORLD HEALTH ORGANIZATION (WHO); UNITED NATION CHINDREN FUND (UNICEF). **Global strategy for infant and young child feeding**. Geneva: World Health Organization, 2003.

WORLD HEALTH ORGANIZATION (WHO). **Nutritional anaemias**: tools for effective prevention and control. Geneva: World Health Organization, 2017.

WORLD HEALTH ORGANIZATION (WHO). **The quantity and quality of breast milk**. Report on the WHO Collaborative Study on Breastfeeding. Geneva: World Health Organization, 1985.

WORLD HEALTH ORGANIZATION (WHO). **WHO recommendations on antenatal care for a positive pregnancy experience**. Geneva: World Health Organization, 2016.

Capítulo 5

Bebês (0 a 2 anos)

Os dois primeiros anos de vida são um período de intensa vulnerabilidade nutricional. O vegetarianismo é saudável para bebês desde que haja planejamento nutricional, como deve ser para qualquer tipo de dieta, inclusive a onívora (SLYWITCH, 2020).

Segundo a Associação Dietética Americana (MELINA; CRAIG; LEVIN, 2016), a Academia Americana de Pediatria (AAP, 2014) e a Sociedade Brasileira de Pediatria (SBP, 2017), uma dieta vegetariana bem balanceada é capaz de promover crescimento e desenvolvimento adequados em crianças e adolescentes.

Historicamente, sabemos que a literatura científica mostrou problemas de crescimento e desenvolvimento em crianças vegetarianas apenas quando a dieta não era planejada ou prescrita por profissionais de saúde, proporcionando inadequações que, mesmo se houvesse produtos animais, poderiam causar deficiências (ROBSON *et al.*, 1974; SHULL, 1977; SABATE, 2003; SLYWITCH, 2020). Em estudos com relatos de problemas com a adoção do vegetarianismo na infância, as dificuldades não se deram pela exclusão de carne ou laticínios, mas por erros alimentares, que não configuram o sistema alimentar vegetariano planejado (SLYWITCH, 2020). Um dos estudos, inclusive, demonstrou que crianças vegetarianas apresentaram excelente quociente de inteligência, excedendo em um ano a média cronológica (DWYER *et al.*, 1980).

As publicações confundiam crianças vegetarianas com macrobióticas, regime que não é necessariamente vegetariano, com menor densidade energética e maior monotonia alimentar (SLYWITCH, 2020). De modo geral, a repercussão dessas publicações foi bastante negativa, contribuindo para que leigos e até mesmo profissionais da saúde ficassem inseguros quanto ao vegetarianismo infantil.

Uma dessas publicações, na década de 1970, apresentou quatro relatos de caso que foram julgados por denúncia de desnutrição infantil, apontando a adoção da dieta vegetariana como causa e considerando-a uma forma de abuso, embora as dietas fossem macrobióticas e uma delas inclusive crudívora (ROBERTS *et al.*, 1979). O desfecho do caso jurídico foi que, das quatro crianças, em três os tutores optaram por seguir com a dieta vegetariana sob supervisão nutricional, o que proporcionou as devidas adequações nutricionais. Isso colaborou para diminuir a insegurança quanto ao vegetarianismo infantil, pois demonstrou que a intervenção nutricional é capaz de trazer plena adequação à dieta vegetariana e vegana na infância (SLYWITCH, 2020). Neste capítulo, conheceremos as premissas dessa alimentação nos dois primeiros anos de vida.

1 Vegetarianismo e crescimento infantil

O crescimento infantil é um processo complexo, que depende de diversas funções orgânicas. O déficit de crescimento nos primeiros dois anos de vida é, em grande medida, irreversível, sendo prioritárias as intervenções nutricionais adequadas nessa idade (VICTORA *et al.*, 2010). Os prejuízos no crescimento e desenvolvimento são de longo prazo e perpetuam nas próximas gerações (THE LANCET, 2008). De fato, o crescimento infantil é considerado um dos melhores indicadores sociais e de desenvolvimento humano nos países.

Os achados de desnutrição infantil em sistemas alimentares supostamente "vegetarianos" do século XX não foram reproduzidos em estudos recentes com metodologia mais acurada (YEN *et al.*, 2008; WEDER *et al.*, 2019). Um dos maiores estudos é o longitudinal alemão VeChi Diet Study (The Vegetarian and Vegan Children Study, traduzido como Estudo da Criança Vegetariana e Vegana), que não encontrou déficits na adequação nutricional nem diferenças antropométricas nos indicadores peso/idade, estatura/idade, peso/estatura entre 430 crianças onívoras, vegetarianas e veganas de 1 a 3 anos (WEDER *et al.*, 2019). Houve diferenças na ingestão de macronutrientes: a ingestão de proteínas totais, gorduras totais e açúcares de adição foi significativamente maior nas crianças onívoras; a ingestão de fibras foi muito maior nas crianças veganas, seguidas das vegetarianas. Houve, ainda, maior prevalência de sobrepeso e obesidade nas crianças onívoras. Entretanto, o estudo observou que algumas crianças vegetarianas com déficit de crescimento haviam praticado aleitamento materno exclusivo por tempo muito maior do que o recomendado (uma das crianças por 12 meses!), quando o recomendado é por seis meses (WEDER *et al.*, 2019). Vemos claramente a importância da supervisão nutricional, pois tempo prolongado de amamentação exclusiva é risco nutricional.

Percebemos que cada vez mais famílias optam pela alimentação vegetariana e inspiram esses propósitos de vida a seus filhos (NAVOLAR, 2018). Além disso, existem muitas crianças que escolhem não comer carne por conta própria, permitindo que os pais aprendam novos valores e um estilo de vida mais saudável. Até o momento, não temos disponível nenhum estudo nutricional sobre vegetarianismo em crianças brasileiras. Entretanto, um trabalho recente na população adulta no Brasil demonstrou que vegetarianos apresentaram melhores indicadores de adequação nutricional, sendo as dietas veganas muito superiores: os veganos apresentaram maior consumo regular de frutas, verduras e legumes e menor consumo de refrigerantes, bem como maior ingestão de alimentos in natura e menor consumo de alimentos processados (HARGREAVES et al., 2020). Esse padrão nutricional mais salutar é benéfico em todas as fases da vida.

A mãe vegetariana já pode estimular as preferências pelos alimentos do reino vegetal na criança desde a gestação e no aleitamento materno. Como sabemos, durante a gestação o feto está exposto à alimentação materna pelo líquido amniótico, que reflete parcialmente os sabores da dieta da gestante. Através do leite materno, o bebê também percebe os aromas e sabores da dieta materna. Essas primeiras exposições facilitam a aceitação dos alimentos quando sabores similares são apresentados ao bebê na infância (SPAHN et al., 2019).

2 Primeiros seis meses de vida: aleitamento

Todas as gestantes, vegetarianas ou não, devem receber informações acuradas sobre aleitamento materno no pré-natal para que possam tomar decisões informadas e reivindicar seus direitos de amamentação.

Desde o nascimento, idealmente dentro da primeira hora de vida e sempre que possível ainda em sala de parto, a amamentação deve ser praticada. O aleitamento materno imediato se associa com maior duração da amamentação e também com maior duração do aleitamento materno exclusivo (BRASIL, 2013). O início imediato da amamentação assegura que o recém-nascido receba o colostro, fonte de fatores imunológicos (tanto secretores quanto celulares), agentes antimicrobianos, anti-inflamatórios e vitaminas, que garantem a proteção imediata e no longo prazo contra infecções. O leite humano, como alimento exclusivo e estéril para o recém-nascido, também previne a introdução de patógenos por meio de líquidos contaminados (incluindo a água utilizada para preparar fórmulas, ou leite em pó) (BRASIL, 2013). Infelizmente, apesar dos progressos nas últimas décadas, as prevalências brasileiras de aleitamento materno ainda estão abaixo das recomendações da Organização Mundial da Saúde (OMS). No Brasil, segundo os dados do Estudo Nacional de Alimentação e Nutrição Infantil (Enani) (UFRJ, 2021), apenas cerca de 62,4% das crianças foram amamentadas na primeira hora de vida. Por isso, segue sendo necessário o fortalecimento das ações e programas de promoção, proteção e apoio ao aleitamento materno.

Independentemente do padrão dietético, o aleitamento materno deve ser continuado até pelo menos 2 anos de idade, sendo exclusivo até o sexto mês de vida do bebê, ou seja, sem água, chás, sucos ou qualquer outro alimento (BRASIL, 2019). Após os seis meses iniciais, outros alimentos começam a ser oferecidos ao bebê, no período chamado de alimentação complementar.

No Brasil, a prevalência de aleitamento materno exclusivo em menores de 6 meses é ainda de 45,8% (UFRJ, 2021). A prevalência de aleitamento materno continuado no primeiro ano de vida é de 43,6%. Grande proporção de crianças brasileiras ainda usa chupeta ou mamadeiras, práticas totalmente contraindicadas.

Mães vegetarianas são mais propensas a amamentar seus bebês e por mais tempo (PAWLAK et al., 2015). Especialmente entre famílias veganas, as prevalências de aleitamento materno exclusivo e a duração da amamentação são maiores que em onívoras ou ovolactovegetarianas (PAWLAK et al., 2015; WEDER et al., 2019).

Sabemos que existem diversas situações adversas que podem fazer com que um bebê não seja amamentado ou não receba somente leite materno. Quando outros leites são oferecidos ao bebê, há diminuição na produção de leite e aumento no risco de desmame.

Caso o bebê vegetariano esteja recebendo outro leite além do materno (amamentação mista), é possível voltar a amamentar exclusivamente. O aleitamento materno com maior frequência de mamadas, especialmente à noite (pelo pico nas concentrações de prolactina) e em livre demanda, deve ser incentivado. Se o bebê vegetariano já está entrando na fase da introdução alimentar, é possível retirar a oferta do outro leite que está complementando a amamentação, dependendo da avaliação clínica, pois o aporte nutricional que era provido pelo complemento ao leite materno passará a ser fornecido pelos alimentos complementares. Assim, o bebê pode voltar a receber apenas leite materno como fonte láctea e comer os alimentos in natura, o que representa inúmeros ganhos para a saúde da criança e da mãe, bem como para a economia da família e para a saúde do meio ambiente.

Entretanto, mesmo mães que desejam muito amamentar enfrentam desafios. Temos ainda muitos obstáculos para a amamentação e que não dependem apenas da mãe e do bebê. Há muito desconhecimento e falta de consciência para apoiar, promover e proteger a amamentação, inclusive entre profissionais de saúde. Culturas, tabus e crenças que não favorecem a amamentação, bem como a falta de rede de apoio para a mãe, podem impedir o sucesso do aleitamento materno. A volta precoce ao trabalho é também um desafio para a amamentação ideal. Além disso, a propaganda e comercialização de substitutos de leite materno infelizmente influenciam famílias e até mesmo profissionais de saúde na direção contrária à amamentação (CARVALHO; GOMES, 2017).

O aconselhamento efetivo em aleitamento materno pode ajudar as mães nesse processo. O profissional de nutrição que trabalha na área materno-infantil precisa estar habilitado e capacitado em comunicação e aconselhamento para a amamentação.

Caso o aleitamento materno necessite de complemento ou o bebê vegetariano não receba leite materno, existem produtos para realizar o aleitamento artificial. A decisão de introduzir complemento ao aleitamento materno para o bebê vegano ou vegetariano deve ser tomada com base na avaliação clínica individual. É fundamental o acompanhamento do bebê nas visitas regulares ao centro de saúde, e as medições de peso e comprimento devem ser anotadas nos gráficos de crescimento da criança segundo as curvas da OMS, que são baseadas no estudo multicêntrico em crianças amamentadas (WHO, 2006).

PARA SABER MAIS

A duração ideal do aleitamento materno exclusivo é seis meses.

Por que aleitamento materno exclusivo até os 6 meses de idade, e não menos ou mais tempo? Os estudos nas últimas décadas descobriram que bebês amamentados exclusivamente até os 6 meses adoecem menos do que os bebês amamentados exclusivamente por menos do que esse período, principalmente de infecções gastrointestinais.

O sistema imunológico do bebê amamentado até os 6 meses é mais resistente e maduro do que o de bebês amamentados por menos tempo, garantindo menos risco de alergias, e também menor frequência e severidade de episódios infecciosos gastrointestinais e respiratórios. Após 6 meses, há necessidade de aporte nutricional de alimentos complementares ao leite materno pela alta demanda de crescimento e desenvolvimento do bebê (WHO, 2003; BRASIL, 2019; KRAMER; KAKUMA, 2002).

No mercado brasileiro, há fórmulas infantis de partida (ou seja, para bebês de 0 a 6 meses de idade) isentas de leites animais ou derivados. As principais indústrias de substitutos de leite materno comercializam no Brasil fórmulas de partida à base de proteína hidrolisada de soja ou de proteína hidrolisada de arroz. A SBP não recomenda o uso de fórmulas infantis à base de soja para bebês menores de 6 meses, mas a AAP sugere o uso dessas fórmulas como alternativa ao leite materno desde o nascimento (NAVOLAR, 2018). Essas fórmulas respeitam o Codex Alimentarius (2017) e podem ser utilizadas desde o nascimento.

Para bebês a partir de 6 meses, também existem fórmulas infantis de seguimento tanto à base de soja quanto de arroz. Esses são os produtos indicados na ausência de leite materno no primeiro ano de vida do bebê. São contraindicadas todas as bebidas vegetais conhecidas como "leite de soja", "leite de amêndoas", "leite de arroz", "leite de aveia", "leite de inhame", "leite de gergelim", "leite de castanhas", "leite de coco", entre outras, sejam industrializadas ou caseiras. Existem diversas marcas no mercado e receitas para preparar esses produtos em casa. Muitas famílias vegetarianas os consomem. Entretanto, é fundamental esclarecer que nenhum deles pode ser utilizado para alimentar um bebê em substituição ao leite materno ou à fórmula infantil (SLYWITCH, 2020). O *Guia alimentar brasileiro para crianças menores de 2 anos* ressalta:

> Nos primeiros 6 meses de vida, se a criança não for amamentada, os leites vegetais ultraprocessados (de soja, coco, amêndoas, arroz, aveia, gergelim, grão de bico, entre outros) não substituem a amamentação. Adotá-los como substitutos do leite materno traz risco para o crescimento e desenvolvimento da criança. Após 6 meses de idade, poderão ser incluídos na alimentação, juntamente com alimentos dos diversos grupos. (BRASIL, 2019, p. 129)

Outro exemplo dessas bebidas inadequadas é um produto utilizado na macrobiótica. É uma mistura de grãos chamada *kokoh*, constituída de arroz, trigo, aveia, feijão e gergelim, que é oferecida em substituição ao leite materno. Essa conduta traz severas inadequações na oferta de macro e micronutrientes e não deve ser utilizada em hipótese alguma (SLYWITCH, 2020).

Para crianças maiores de 6 meses, as bebidas vegetais enriquecidas com cálcio podem ser oferecidas, mas nunca em substituição ao leite materno. Isso porque a composição delas é muito diferente e nada se assemelha ao leite humano, como demonstrado na tabela 1.

Tabela 1 – Valores nutricionais de energia, macronutrientes e cálcio por 100 mL de leite materno e algumas bebidas vegetais comercializadas no mercado brasileiro

BEBIDA (POR 100 mL)	ENERGIA (kcal)	CARBOIDRATOS (g)	PROTEÍNAS (g)	GORDURAS (g)	CÁLCIO (mg)
Leite materno	67,2	7,5	1,2	3,6	78,7
Bebida à base de arroz (com cálcio)	53,5	10,0	0,0	1,5	53,5
Bebida à base de amêndoas	28,5	0,9	1,0	2,4	105,0
Bebida à base de castanha de caju	45,0	1,5	1,5	3,7	3,8
Bebida à base de aveia (com cálcio)	44,5	7,5	0,5	1,4	120,0
Bebida à base de coco (com cálcio)	14,5	0,0	0,0	3,2	198,0

Além de serem hipocalóricos, esses produtos apresentam teor proteico, ácidos graxos, micronutrientes, etc. em quantidade e qualidade insatisfatórias para as necessidades nutricionais de um lactente. Entretanto, por algumas serem enriquecidas com cálcio e terem gorduras, podem contribuir para o planejamento dietético como um alimento adicional ao cardápio de crianças maiores de 6 meses, mas nunca substituindo o leite materno.

3 Após seis meses: alimentação complementar vegetariana

A relação com a comida é a mais duradoura que o ser humano possui. O comer forma parte da nossa identidade social e cultural, e a fase da introdução da alimentação sólida é repleta de descobertas em todos os âmbitos – biológico, social e cultural.

Já sabemos que, embora haja influência genética, o maior determinante nos hábitos e comportamentos alimentares na infância é a cultura, ou seja, o ambiente e experiências vividas em torno da comida e das refeições (SCAGLIONI et al., 2018). Desde a introdução alimentar e ao longo de toda a infância, a criança aprende pela observação e imitação de outras pessoas comendo. Aprende pelas vivências nas refeições, pelo preparo culinário, pelo cultivo e compra dos alimentos que a família consome. Os adultos são os responsáveis pela formação do paladar e dos hábitos alimentares da criança. Assim também ocorre no vegetarianismo, em que a criança é apresentada à alimentação isenta de animais. Por tudo isso, é importante que o padrão dietético escolhido para alimentar a criança seja seguido também pelos adultos da família.

Como vimos, a fase da introdução dos alimentos sólidos ao bebê é chamada de alimentação complementar. Ela se inicia aos 6 meses de idade, após o período de aleitamento materno exclusivo. É chamada de alimentação complementar porque complementa o aleitamento, e não o substitui. Apresentaremos primeiro os aspectos relativos à introdução alimentar do bebê vegetariano amamentado e, a seguir, do bebê vegetariano não amamentado.

4 Introdução alimentar e continuidade do aleitamento materno

O leite materno é rico em ácidos graxos essenciais, proteínas na quantidade ideal e de fácil digestão, vitaminas e sais minerais biodisponíveis e na quantidade exata para o bebê, água para a perfeita hidratação, imunoglobulinas, fatores de crescimento, ácidos nucleicos e outras substâncias para o crescimento e desenvolvimento infantil. O aleitamento materno deve continuar a fazer parte da vida do bebê até os 2 anos de idade ou mais (CARVALHO; GOMES, 2017; BRASIL, 2019).

Na alimentação complementar, não é necessário o oferecimento de leite de vaca, leite em pó ou fórmula infantil para o bebê amamentado, seja ele vegetariano ou não (BRASIL, 2019). Infelizmente, muitas mães podem receber orientações equivocadas para oferecer outros tipos de leite, ou até mesmo para desmamar o bebê na introdução alimentar.

A lactante precisará de rede de apoio, informação e confiança para seguir amamentando com tantas mudanças de rotina e com a possível volta ao trabalho. Durante a introdução alimentar, o leite materno também deve ser oferecido ao bebê em livre demanda (BRASIL, 2019). Não se deve pular mamadas ou substituí-las por refeições sólidas no início da alimentação complementar, uma vez que os alimentos complementares não vão nutrir o bebê da mesma maneira que o leite materno.

Caso a mãe tenha voltado ao trabalho ou esteja ausente por algumas horas, ela deve realizar a ordenha do seu leite. O profissional de nutrição deve ensiná-la como adequadamente ordenhar, estocar e oferecer o leite ao bebê. A ordenha do leite materno regular mantém a produção e o ajuste ao novo ritmo de mamadas na introdução da alimentação sólida. Essa ordenha deve ser frequente durante as primeiras semanas. A introdução alimentar é o momento perfeito para a participação de mais cuidadores na rotina do bebê, que podem lhe oferecer o leite ordenhado. É muito importante não introduzir mamadeiras nem outros apetrechos com bicos para o bebê, pois são totalmente contraindicados e podem trazer doenças e complicações médicas, odontológicas e fonoaudiológicas, prejudicando o desenvolvimento infantil, a mastigação e o aleitamento materno. O leite materno e a água a partir de 6 meses de idade devem ser oferecidos em copinho (BRASIL, 2019).

Após algumas semanas da introdução alimentar, e dependendo da aceitação de alimentos pelo bebê, pode-se espaçar algumas mamadas ao oferecer as refeições sólidas do almoço e do jantar. Mas ao longo do dia o bebê deve continuar recebendo pelo menos quatro mamadas.

5 Alimentação complementar do bebê vegetariano não amamentado

Para bebês não amamentados, devemos também respeitar a idade de início de alimentação sólida aos 6 meses de idade. Há fórmulas infantis de seguimento veganas, ou seja, à base de proteína hidrolisada de soja ou de arroz e isentas de produtos animais. Esse é o alimento que deve ser oferecido em substituição ao leite materno para o bebê vegano a partir dos 6 meses. Bebês lactovegetarianos podem receber fórmulas infantis à base de leite animal. As fórmulas infantis substitutas de leite materno devem obedecer ao Codex Alimentarius (2017).

Após o estabelecimento da alimentação complementar em quantidade e frequência adequadas, conforme veremos a seguir, a partir dos 9 meses, o profissional de nutrição pode optar por substituir a fórmula infantil do bebê vegetariano não amamentado por uma fonte alternativa rica em cálcio, ou aguardar para realizar essa substituição aos 12 meses ou aos 24 meses de idade. Até o momento, não existe protocolo sobre o tempo de aleitamento artificial do bebê vegetariano não amamentado. Essa decisão requer perícia técnica do nutricionista para assegurar que todos os nutrientes serão fornecidos pela alimentação não láctea desse bebê, que, dependendo da avaliação clínica individual e considerando rotina, aceitação e preferências alimentares, além das condições sociais e econômicas da família, pode significar risco nutricional.

No começo da introdução alimentar, assim como para o bebê amamentado, também não se deve espaçar as mamadas de fórmula infantil. Apenas quando o bebê estiver aceitando o almoço e o jantar, as mamadas de fórmula desses horários podem ser eliminadas.

6 Alimentação vegetariana dos 6 aos 24 meses de idade

Alimentos in natura e preparações culinárias a partir de alimentos in natura devem ser os alimentos oferecidos ao bebê nos primeiros dois anos de vida (BRASIL, 2019). Para assegurar o ganho de peso e o crescimento da criança, alimentos complementares adequados, ou seja, com suficiente teor nutricional, devem compor a refeição da criança vegetariana. Por exemplo, se as mamadas forem substituídas por apenas legumes e verduras, não haverá suficiente aporte proteico-calórico, aumentando o risco de desnutrição. Os grupos dos cereais, leguminosas e óleos devem ser priorizados na montagem do prato da criança vegetariana.

Sabemos que o leite materno tem cerca de 70 kcal em cada 100 mL. Para uma mesma porção, diferentes alimentos possuem densidades energéticas completamente distintas, conforme dados da tabela Taco (NEPA, 2011).

Figura 1 – Equivalência em porção de alimentos e leite materno

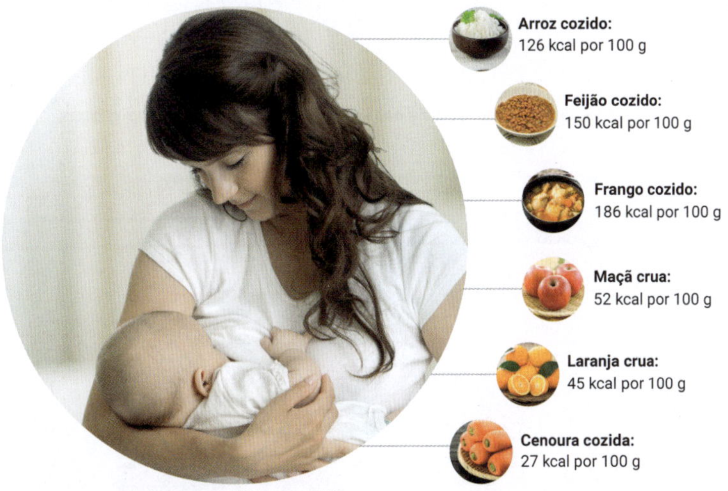

Arroz cozido: 126 kcal por 100 g
Feijão cozido: 150 kcal por 100 g
Frango cozido: 186 kcal por 100 g
Maçã crua: 52 kcal por 100 g
Laranja crua: 45 kcal por 100 g
Cenoura cozida: 27 kcal por 100 g
Leite materno: 70 kcal por 100 g

Assim, quando comparados ao volume de leite materno, alguns alimentos têm mais e outros menos densidade energética. Alguns alimentos possuem cerca do dobro das calorias, como é o caso dos cereais, leguminosas e carnes. Já os alimentos do grupo das frutas têm menos calorias para a mesma quantidade; e os legumes, menos da metade das calorias do leite materno. Se a comida do bebê for em formato de sopa ou caldo, a diluição das calorias é ainda maior.

Entretanto, o fato de não terem tantas calorias como o leite materno não significa que legumes, verduras e frutas não sejam nutritivos para o bebê vegetariano. São importantes fontes de fibras, vitaminas e minerais, mas que precisam ser oferecidas em balanceamento com cereais, leguminosas e óleos para garantir o adequado aporte nutricional na refeição vegetariana.

Como no vegetarianismo carnes, ovos e derivados não serão incluídos, é necessário aumentar as porções de leguminosas e adequar as porções de cereais para que as recomendações proteicas sejam atingidas (NAVOLAR, 2018). As leguminosas devem ser servidas duas vezes ao dia, com preparo e textura adequados à idade, seguindo-se as recomendações do *Guia alimentar para crianças menores de 2 anos* (NAVOLAR, 2018; BRASIL, 2019).

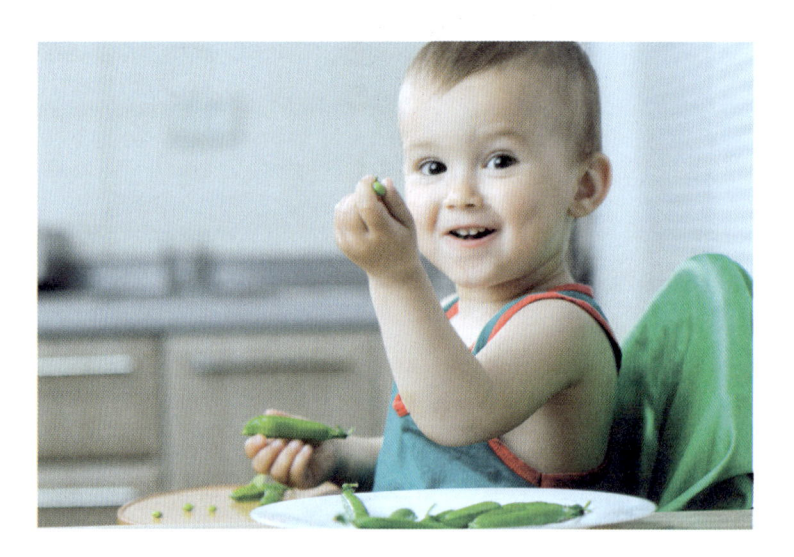

Figura 2 – A importância das leguminosas para bebês vegetarianos

Um prato balanceado de almoço e jantar vegetariano para o bebê entre 6 e 24 meses de idade contém pelo menos um alimento de cada grupo alimentar representado na figura 3 (NAVOLAR, 2018).

Figura 3 – Prato balanceado de almoço e jantar vegetariano para bebê entre 6 e 24 meses de idade

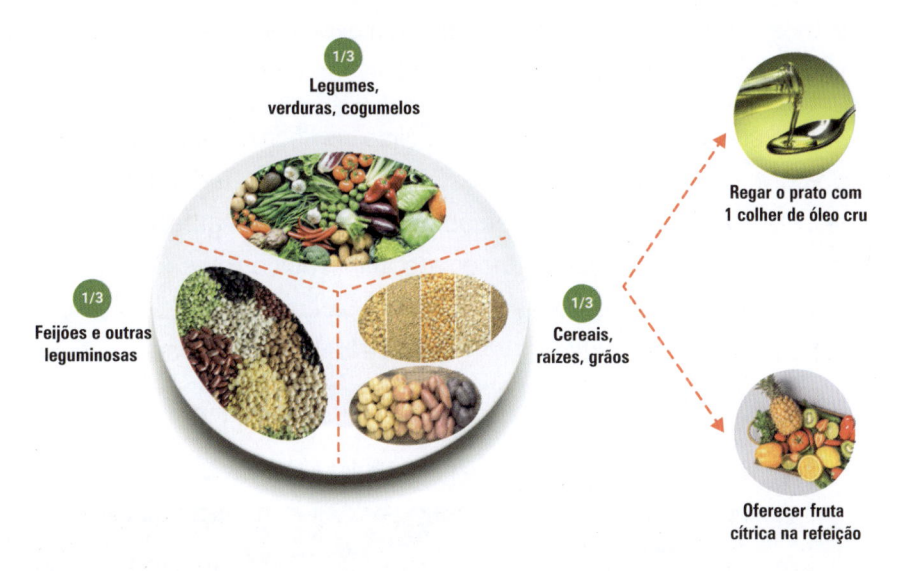

- 1/3 Legumes, verduras, cogumelos
- 1/3 Feijões e outras leguminosas
- 1/3 Cereais, raízes, grãos
- Regar o prato com 1 colher de óleo cru
- Oferecer fruta cítrica na refeição

É altamente recomendável oferecer fruta fresca rica em vitamina C junto ou após as refeições, para ajudar na absorção do ferro não heme. Combinar sempre legume e folha no almoço e no jantar garante ótimo aporte de micronutrientes. As folhas também são fontes de fibras para auxiliar no funcionamento do intestino do bebê, que pode se modificar durante a fase da introdução alimentar, e devem fazer parte do cardápio diário.

Os temperos a serem utilizados devem ser sempre naturais, dando toque pessoal e acostumando o bebê ao tempero da família. Não se usam temperos industrializados, pelo alto teor de sal e aditivos. Por mais que a publicidade faça parecer que alguns produtos industrializados podem ser consumidos por bebês (por exemplo, papinhas infantis, compostos lácteos e espessantes de mamadeira), esses produtos não devem ser oferecidos às crianças. A recomendação é não oferecer nenhum ultraprocessado para crianças com menos de 2 anos (BRASIL, 2019). A textura, os tipos de corte e o esquema de apresentação dos alimentos para o bebê vegetariano devem seguir as mesmas recomendações do *Guia alimentar para crianças brasileiras menores de 2 anos* (BRASIL, 2019), respeitando-se a evolução de acordo com faixa etária e desenvolvimento motor e oral de cada criança.

O oferecimento da alimentação sólida começa gradualmente a partir dos 6 meses. A partir dos 7 meses, à criança vegetariana já precisam ser ofertadas quatro refeições ao dia: dois lanches à base de frutas e duas refeições principais (almoço e jantar) todos os dias. Como a ingestão proteica é um ponto de atenção no vegetarianismo, o exemplo de cardápio para bebês de 6 a 12 meses de idade apresentado na figura 4 ilustra essa adequação nutricional (NAVOLAR, 2018).

Figura 4 – Cardápio para bebês de 6 a 12 meses

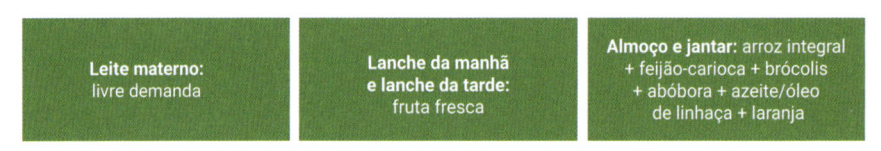

Leite materno: livre demanda	Lanche da manhã e lanche da tarde: fruta fresca	Almoço e jantar: arroz integral + feijão-carioca + brócolis + abóbora + azeite/óleo de linhaça + laranja

No cardápio proposto, caso o bebê consuma 70 g como porção de cada alimento sólido, atingirá cerca de 530 kcal com 19 g/dia de proteína, sendo a referência média para idade 11 g/dia de proteína. Há total adequação na ingestão de todos os aminoácidos essenciais. A ideia de que a alimentação vegetariana é limitada em aminoácidos é errônea (NAVOLAR, 2018).

Devemos, entretanto, nos atentar para o fato de que, no início da alimentação, a criança costuma aceitar pouca quantidade de alimentos, o que pode trazer ansiedade à família. A introdução alimentar é um processo, e o bebê vai gradualmente aprendendo a comer em seu próprio ritmo. O nutricionista que realiza o aconselhamento nutricional para bebês não deve apresentar à família planos alimentares quantitativos explícitos. Isso para evitar angústias e expectativas na família, que podem originar problemas comportamentais na alimentação, como obrigar ou forçar a criança a comer, o que jamais deve acontecer. A interação cuidador-bebê deve ser responsiva para permitir a adequada alimentação complementar e a formação de hábitos alimentares saudáveis (SILVA et al., 2016). A orientação nutricional deve ser qualitativa, com porções referenciais para a oferta; o bebê não deve ser obrigado a comer tudo o que está sendo ofertado. O bebê saudável autorregula sua ingestão nutricional perfeitamente, de maneira equilibrada com o aleitamento, desde que lhe sejam oferecidos alimentos saudáveis, na textura adequada e de maneira responsiva (BIRCH; DEYSHER, 1986; DAVIS, 1939).

Bebês amamentados podem seguir recebendo leite materno em livre demanda, inclusive antes, durante ou após as refeições. Se o bebê recebe outro leite além do leite materno, é recomendável espaçar essa mamada do almoço e do jantar, para evitar interferências na biodisponibilidade do ferro não heme pelo alto teor de cálcio dos leites artificiais. Para bebês amamentados, não é necessário nem recomendável substituir o leite materno por leite de vaca ou fórmula a partir de 1 ano de idade (BRASIL, 2019).

Já para bebês desmamados, o recomendado é que, entre 6 e 7 meses de idade, o bebê receba quatro mamadas de fórmula ao dia. Entre 7 e 8 meses de idade, deve-se reduzir mais uma mamada, ficando em três mamadas ao dia — isso é importante para ajudar na aceitação da alimentação (BRASIL, 2019). Para bebês lactovegetarianos, a partir de 9 meses de idade, a fórmula pode ou não ser substituída por leite de vaca integral. Para bebês veganos, a decisão da retirada da fórmula nessa idade deve ser feita com cautela, como visto anteriormente, e o plano alimentar deve garantir o aporte de cálcio diário. Nessa idade, o bebê segue comendo quatro vezes ao dia e recebendo três mamadas ao dia (BRASIL, 2019).

Tanto para bebês amamentados quanto para os desmamados, entre 1 e 2 anos de idade, aumenta-se o número de refeições ofertadas para cinco vezes ao dia, incluindo o café da manhã. Assim, a criança vegetariana entre 12 e 24 meses de idade realiza as seguintes refeições: café da manhã, lanche da manhã, almoço, lanche da tarde e jantar, todas baseadas em alimentos in natura ou minimamente processados (BRASIL, 2019). Caso o bebê tenha sido desmamado a partir de 1 ano de idade, deve-se oferecer a ele fontes de cálcio três vezes ao dia. As opções variam entre leite de vaca integral (bebês lactovegetarianos), fórmula infantil à base de proteína de soja ou arroz (bebês vegetarianos ou veganos) ou bebidas vegetais fortificadas com cálcio.

7 Suplementação do bebê vegetariano

Nos primeiros seis meses de vida, o bebê vegetariano, seja ele alimentado com leite materno ou com fórmula infantil vegana, deve seguir os mesmos protocolos de suplementação preconizados para todas as crianças. Por exemplo, a figura 5 mostra a recomendação de suplementação profilática segundo a SBP.

Figura 5 – Exemplo de suplementação profilática

Vitamina D: desde o nascimento (400 UI/dia para bebês entre 0 e 12 meses e 600 UI/dia para bebês entre 12 e 24 meses)	**Ferro:** a partir de 3 ou 6 meses de idade até 24 meses. A dose e idade de início dependem de cada bebê, conforme descrito nos protocolos da Sociedade Brasileira de Pediatra (SBP)

Fonte: adaptado de SBP (2016; 2021).

Vale lembrar que a vitamina D para bebês vegetarianos deve ser oriunda de fonte vegetal. Não é necessária a suplementação de vitamina B12 ou ômega-3 nos primeiros seis meses de vida, pois o leite materno ou artificial é o alimento fonte e a suplementação de B12 e ômega-3 deve ser realizada pela mãe lactante vegetariana, como visto anteriormente.

É importante reiterar que o consumo de ferro oriundo de carnes não supre sequer as necessidades da criança onívora, sendo por isso a suplementação universal de ferro recomendada para todos os bebês. Em termos comparativos, uma porção de carne vermelha rica em ferro, como o filé-mignon magro grelhado, contém 1,9 mg de ferro (NEPA, 2011). A maior parte dos suplementos no mercado brasileiro para uso infantil contém 2,5 mg de ferro por gota. Uma criança que toma 10 gotas de suplemento de ferro por dia teria que comer o equivalente a 1,3 kg de filé-mignon ao dia para obter a mesma quantidade do mineral, o que seria obviamente inviável (SLYWITCH, 2020).

A partir dos 6 meses, o bebê vegetariano deve receber suplementação preventiva de vitamina B12, além da suplementação profilática de vitamina D e ferro.

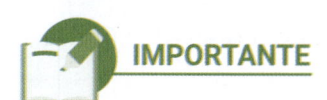

IMPORTANTE

A vitamina B12 em bebês vegetarianos e veganos

A partir de 6 meses de idade, o bebê vegetariano ou vegano precisa receber suplementação preventiva de vitamina B12 diariamente. Até o momento, não há protocolo definido de dose de suplementação de vitamina B12 para crianças. Dependendo do estado de vitamina B12 e da idade da criança, são recomendados suplementos de 5 a 25 μg/dia de vitamina B12 (RUDLOFF et al., 2019).

Pela experiência clínica, doses entre 50 e 500 μg/dia podem ser prescritas em casos de deficiência nas concentrações séricas de vitamina B12 em bebês e até para correção dos exames séricos, dependendo da avaliação individual.

Após a normalização dos exames séricos, a suplementação de vitamina B12 não pode ser suspensa, pois haverá recidiva. O profissional deverá ajustar a dose de manutenção de vitamina B12 individualmente, e a suplementação preventiva deverá ser contínua para bebês vegetarianos e veganos.

As recomendações de suplementação nas doses equivalentes à ingestão diária recomendada (DRI = 0,5 μg/dia de 6 a 11 meses e 0,9 μg/dia de 1 a 3 anos) referem-se apenas às doses de manutenção para pessoas com reservas suficientes. Mesmo assim, a dose precisa ser individualizada e acompanhada pelo profissional de saúde.

> É importante frisar que, no caso de deficiência manifesta de vitamina B12, seja com sintomas hematológicos ou neurológicos, o tratamento medicamentoso deve ser instalado imediatamente, com doses elevadas de vitamina B12 que chegam a 1.000 µg/dia (RUDLOFF et al., 2019).

Além da vitamina B12, a suplementação com ômega-3 vegano é recomendada para crianças vegetarianas pela International Vegetarian Union (IVU). Por haver evidências de efeitos benéficos sobre o desenvolvimento neurológico e pela dificuldade em dosar os níveis de DHA sanguíneos para diagnóstico de deficiência, a recomendação é suplementar 100 mg de DHA vegano de algas marinhas para crianças vegetarianas e veganas até 2 anos de idade (SLYWITCH, 2022). É recomendável iniciar a suplementação do DHA vegano a partir dos 6 meses e fazer uso contínuo até os 24 meses.

A avaliação individual é fundamental para definir outros micronutrientes que precisarão de suplementação no bebê vegetariano. Via de regra, se a ingestão de micronutrientes críticos no vegetarianismo, como zinco, colina, iodo, carotenos e cálcio, está sendo provida pela alimentação, não há necessidade de suplementação. A avaliação nutricional será imprescindível para a decisão da conduta clínica apropriada para suplementação preventiva ou terapêutica de outros micronutrientes.

Considerações finais

As principais recomendações para a nutrição do bebê vegetariano podem ser resumidas em oito passos:

1. Não substituir o leite materno por bebidas vegetais caseiras ou industrializadas (SLYWITCH, 2020; BRASIL, 2019).

2. Não suspender o aleitamento materno antes dos seis meses de vida e idealmente manter até pelo menos os 2 anos (BRASIL, 2019).

3. Não manter a amamentação exclusiva por tempo prolongado (SLYWITCH, 2020; BRASIL, 2019).

4. Não restringir em demasiado a ingestão de gorduras ricas em ácidos graxos essenciais para garantir adequado consumo energético e lipídico (SLYWITCH, 2020).

5. Priorizar o consumo de cereais, leguminosas e óleos em vez de verduras e legumes (SLYWITCH, 2020).

6. Suplementar a vitamina B12 (SLYWITCH, 2020).

7. Atentar-se às necessidades de cálcio, zinco e ômega-3 do bebê, garantindo a oferta de alimentos fontes ou suplementação (SLYWITCH, 2020; 2022).

8. Atentar-se às necessidades dos demais nutrientes que o bebê onívoro precisa suplementar – vitamina D e ferro (SLYWITCH, 2020).

É importante lembrar que, para o adequado monitoramento do crescimento e desenvolvimento, é fundamental que todas as crianças, vegetarianas ou não, sejam levadas rotineiramente ao serviço de saúde para acompanhamento. Deve-se respeitar o número e a época das consultas de rotina recomendados na Caderneta da Criança do Ministério da Saúde para assegurar a puericultura adequada (BRASIL, 2019). Os dados antropométricos devem ser colocados nas curvas de crescimento (peso/idade; comprimento/idade; IMC/idade; perímetro cefálico), e a interpretação dos indicadores deve ser a mesma para crianças onívoras ou vegetarianas, ou seja, o mesmo ritmo de crescimento deve ser observado independentemente do padrão dietético adotado.

Os exames de triagem laboratorial por idade devem ser os mesmos da criança onívora, com exceção da vitamina B12 sérica, que deve ser incluída nos exames bioquímicos solicitados ao bebê vegetariano. Todo e qualquer déficit nutricional deve ser corrigido oportunamente com ajustes dietéticos no plano alimentar, efetivo aconselhamento nutricional para a adequação da alimentação e, finalmente, a suplementação específica, conforme necessidades individuais.

Referências

AMERICAN ACADEMY OF PEDIATRICS (AAP). Committee on Nutrition. Nutritional aspects of vegetarian diets. *In*: KLEINMAN, R. E.; GREER, F. R. (ed.). **Pediatric nutrition**. 7. ed. Elk Grove Village, IL: American Academy of Pediatrics, 2014. p. 241-264.

BIRCH, L. L., DEYSHER, M. Caloric compensation and sensory specific satiety: evidence for self regulation of food intake by young children. **Appetite**, v. 7, n. 4, p. 323-31, 1986.

BRASIL. Ministério da Saúde. **Além da sobrevivência**: práticas integradas de atenção ao parto, benéficas para a nutrição e a saúde de mães e crianças. Brasília, DF: Ministério da Saúde; Secretaria de Atenção à Saúde; Área Técnica de Saúde da Criança e Aleitamento Materno, 2013.

BRASIL. Ministério da Saúde. **Guia alimentar brasileiro para crianças menores de 2 anos**. Brasília, DF: Ministério da Saúde, 2019.

CARVALHO, M. R.; GOMES, C. F. **Amamentação**: bases científicas. 4. ed. São Paulo: Guanabara Koogan, 2017.

CODEX ALIMENTARIUS. **Standard for infant formula and formulas for special medical purposes intended for infants**. Standard for follow-up formula CXS 156-1987. Adopted in 1987. Amended in 1989, 2011, 2017. Rome: Codex Alimentarius Commission, 2017.

DAVIS, C. M. Results of the self-selection of diets by young children. **Can. Med. Assoc. J.**, v. 41, n. 3, p. 257-261, 1939.

DWYER, J. T. *et al*. Mental age and I.Q. of predominantly vegetarian children. **Journal of the American Dietetic Association**, v. 76, n. 2, p. 142-147, 1980.

HARGREAVES, S. M. *et al*. Brazilian vegetarians diet quality markers and comparison with the general population: a nationwide cross-sectional study. **PloS One**, v. 15, n. 5, p. e0232954, 2020.

KRAMER, M. S.; KAKUMA, R. Optimal duration of exclusive breastfeeding. **Cochrane Database of Systematic Reviews**, v. 1, n. CD003517, 2002.

MELINA, V.; CRAIG, W.; LEVIN, S. Position of the Academy of Nutrition and Dietetics: vegetarian diets. **J Acad Nutr Diet.**, v. 116, n. 12, p. 1970-1980, 2016.

NAVOLAR, T. (org.). **Alimentação para bebês e crianças vegetarianas até 2 anos de idade**: guia alimentar para a família. [S. l.]: Sociedade Vegetariana Brasileira, 2018. Disponível em: https://svb.org.br/images/livros/alimentacao-para-bebes-vegetarianos.pdf. Acesso em: 14 mar. 2022.

NÚCLEO DE ESTUDOS E PESQUISAS EM ALIMENTAÇÃO (NEPA). **Tabela Brasileira de Composição de Alimentos (Taco)**. 4. ed. rev. e ampl. Campinas: Nepa/Unicamp, 2011.

PAWLAK, R. *et al*. Pregnancy outcome and breastfeeding pattern among vegans, vegetarians and non-vegetarians. **J Diet Res Nutr**, v. 1, p. 4, 2015.

ROBERTS, I. F. *et al*. Malnutrition in infants receiving cult diets: a form of child abuse. **British Medical Journal**, v. 1, n. 6.159, p. 296-298, 1979.

ROBSON J. R. *et al*. Zen macrobiotic dietary problems in infancy. **Pediatrics**, v. 53, n. 3, p. 326-329, 1974.

RUDLOFF, S. *et al*. Vegetarian diets in childhood and adolescence: position paper of the nutrition committee, German Society for Paediatric and Adolescent Medicine (DGKJ). **Molecular and Cellular Pediatrics**, v. 6, n. 4, 2019.

SABATE, J. The contribution of vegetarian diets to health and disease: a paradigm shift? **Am J Clin Nutr.**, v. 78, n. 3, suppl., p. 502S-507S, 2003.

SCAGLIONI, S. *et al*. Factors Influencing children's eating behaviours. **Nutrients**, v. 10, n. 6, p. 706, 2018.

SILVA, G. A. p. *et al*. Infant feeding: beyond the nutritional aspects. **Jornal de Pediatria**, v. 92, n. 3, p. S2-7, 2016. Suplemento 1.

SHULL, M. W. Velocities of growth in vegetarian preschool children. **Pediatrics**, v. 60, n. 4, p. 410-417, 1977.

SLYWITCH, E. **Vegetarianismo em pediatria**: parecer oficial da Sociedade Vegetariana Brasileira. São Paulo: SVB, 2020. Disponível em: https://www.svb.org.br/images/SVB-Parecer-100920.pdf. Acesso em: 14 mar. 2022.

SLYWITCH, E. **The IVU vegan nutrition guide for adults**. [*S. l.*]: International Vegetarian Union (IVU); Department of Medicine and Nutrition, 2022.

SOCIEDADE BRASILEIRA DE PEDIATRIA (SBP). **Consenso sobre anemia ferropriva**: atualização: destaques 2021. São Paulo: SBP, 2021. Disponível em: https://www.sbp.com.br/fileadmin/user_upload/23172c-Diretrizes-Consenso_sobre_Anemia_Ferropriva.pdf. Acesso em: 18 abr. 2023.

SOCIEDADE BRASILEIRA DE PEDIATRIA (SBP). Hipovitaminose D em pediatria: recomendações para o diagnóstico, tratamento e prevenção. **SBP**, Guia Prático de Atualização, n. 1, dez. 2016. Disponível em: https://www.sbp.com.br/fileadmin/user_upload/2016/12/Endcrino-Hipovitaminose-D.pdf. Acesso em: 16 mar. 2022.

SOCIEDADE BRASILEIRA DE PEDIATRIA (SBP). Vegetarianismo na infância e na adolescência. **SBP**, Guia Prático de Atualização, n. 4, jul. 2017. Disponível em: https://www.sbp.com.br/fileadmin/user_upload/Nutrologia_-_Vegetarianismo_Inf_e_Adolesc.pdf. Acesso em: 12 fev. 2022.

SPAHN, J. M. *et al*. Influence of maternal diet on flavor transfer to amniotic fluid and breast milk and children's responses: a systematic review. **The American Journal of Clinical Nutrition**, v. 109, n. 7, suppl., p. 1003S-1026S, 2019.

THE LANCET. Maternal and child undernutrition series. **The Lancet**, 2008. Disponível em: http://www.thelancet.com/series/maternal-and-child-undernutrition. Acesso em: 4 ago. 2020.

UNIVERSIDADE FEDERAL DO RIO DE JANEIRO (UFRJ). **Aleitamento materno**: prevalência e práticas de aleitamento materno em crianças brasileiras menores de 2 anos 4: Enani 2019. Coordenador geral: Gilberto Kac. Rio de Janeiro: UFRJ, 2021. Disponível em: https://enani.nutricao.ufrj.br/index.php/relatorios/. Acesso em: 14 mar. 2022.

VICTORA, C. G. *et al*. Worldwide timing of growth faltering: revisiting implications for interventions. **Pediatrics**, v. 125, n. 3, p. e473-80, 2010.

WEDER, S. *et al*. Energy, macronutrient intake, and anthropometrics of vegetarian, vegan, and omnivorous children (1-3 years) in Germany (VeChi Diet Study). **Nutrients**, v. 11, n. 4, p. 832, 2019.

WORLD HEALTH ORGANIZATION (WHO). **Global strategy for infant and young child feeding**. Geneva: World Health Organization, 2003.

WORLD HEALTH ORGANIZATION (WHO). **WHO child growth standards**: length/height-for-age, weight-for-age, weight-for-length, weight-for-height and body mass index-for-age: methods and development. Geneva: World Health Organization, 2006.

YEN, C. *et al*. Dietary intake and nutritional status of vegetarian and omnivorous preschool children and their parents in Taiwan. **Nutrition Research**, v. 28, n. 7, p. 430-436, 2008.

Capítulo 6

Crianças (2 a 12 anos)

No capítulo anterior, vimos que a Associação Dietética Americana, a Academia Americana de Pediatria e a Sociedade Brasileira de Pediatria (SBP) consideram que uma dieta vegetariana bem balanceada pode ser benéfica para crianças e adolescentes (MELINA; CRAIG; LEVIN, 2016; AAP, 2014; SBP, 2017).

Crianças e adolescentes veganos e vegetarianos apresentam menos risco de sobrepeso e obesidade, consomem mais fibras, frutas e vegetais, ingerem menos doces e ultraprocessados e apresentam menor ingestão de gorduras totais e ácidos graxos saturados (MESSINA; MANGELS, 2001; MELINA; CRAIG; LEVIN, 2016). O posicionamento da Associação Dietética Americana é: consumir dietas vegetarianas balanceadas no início da vida pode estabelecer hábitos saudáveis que permanecerão ao longo da vida adulta (MELINA; CRAIG; LEVIN, 2016).

Entretanto, dietas muito volumosas e com alimentos de baixa densidade energética, o que pode ser comum principalmente no veganismo, representam risco nutricional para crianças (SANDERS; REDDY, 1994). A SBP (2017) alerta que dietas vegetarianas podem oferecer riscos se não forem bem planejadas e recomenda monitoramento cuidadoso para verificar: I) se a dieta atende às necessidades nutricionais de energia, macro e micronutrientes; e II) se não oferece riscos ao crescimento e às repercussões clínicas das deficiências e excessos nutricionais. O posicionamento da SBP (2017) é de que há casos em que só a orientação alimentar não é suficiente para atender às necessidades nutricionais de crianças vegetarianas, sendo necessária suplementação, especificamente de vitamina B12, ferro, zinco, cálcio, vitamina D e complexo B.

Neste capítulo, vamos nos aprofundar nas evidências científicas para capacitar o profissional para o atendimento nutricional de crianças vegetarianas e veganas entre 2 e 12 anos de idade, conhecendo melhor o perfil desses pacientes para garantir o adequado aporte de nutrientes e o efetivo aconselhamento nutricional.

1 A ascensão do vegetarianismo infantil

Os dados revelam expressivo aumento no número de crianças e jovens vegetarianos. Em 2000, segundo o The Vegetarian Resource Group (VRG, 2001) – Grupo de Recursos Vegetarianos –, aproximadamente 2% da população entre 6 e 17 anos era vegetariana nos Estados Unidos, e cerca de 0,5% dessa faixa etária era vegana em 2000. Em 2021, houve um aumento considerável: cerca de 5% da população entre 8 e 17 anos se declarou vegetariana; e 2%, vegana. Mais da metade (53%) dos jovens às vezes ou sempre come refeições vegetarianas fora de casa, e um quinto (21%) come refeições veganas fora de casa (VRG, 2021).

No Brasil ainda não há dados da prevalência de vegetarianismo infantil, mas a realidade é que há cada vez mais famílias vegetarianas. Também há cada vez mais produtos veganos nos mercados atraindo o público jovem, como achocolatados vegetais à base de "leite" de amêndoas, iogurtes e sorvetes veganos, bem como lanchonetes famosas oferecendo inovações em seus cardápios, como hambúrguer vegetariano e cachorro-quente vegano. De fato, há grande interesse em alimentos isentos de animais atraindo o público infantojuvenil.

As motivações das crianças e jovens para serem vegetarianas foram estudadas na interessante pesquisa de Harvard conduzida por Hussar e Harris (2010). Sabe-se que crianças de famílias vegetarianas são vegetarianas porque as famílias o são. Mas existem crianças chamadas "vegetarianas independentes", que são aquelas que optam por ser vegetarianas apesar de serem criadas por famílias não vegetarianas. Crianças vegetarianas independentes vivem em lares carnívoros e tomam a decisão do vegetarianismo de forma totalmente separada de suas famílias. A pesquisa descobriu que todas as crianças vegetarianas revelam razões morais para não comer carne, como "não gosto da ideia de matar animais" ou "eu amo animais e não queria comê-los... eu só queria ser legal". Ou seja, a decisão pelo vegetarianismo tem mais a ver com aspectos morais. Isso foi um achado surpreendente nesse estudo, pois é contrário às teorias de desenvolvimento moral da psicologia, como as de Jean Piaget, que afirma que crianças nessa idade não são capazes de tomar decisões morais independentes. Ficou evidente que crianças vegetarianas independentes estão comprometidas a não comer carne por motivos morais e julgam que seria errado quebrar esse compromisso. No entanto, elas permanecem tolerantes a pessoas que não assumiram tal compromisso. Por outro lado, as crianças não vegetarianas do estudo não reconheciam moral de forma alguma e julgaram mais severamente aqueles que tomaram a decisão de não comer carne por razões morais.

2 Recomendações nutricionais da criança vegetariana

Estudos sobre padrões dietéticos na infância possuem desenhos metodológicos heterogêneos, e, como visto anteriormente, algumas pesquisas mostraram problemas nutricionais na adoção do vegetarianismo na infância. Entretanto, os desfechos desfavoráveis não foram pela exclusão de carne ou laticínios, mas por erros alimentares que não configuram o sistema alimentar vegetariano planejado (SLYWITCH, 2020).

Com base na literatura disponível sobre nutrição de crianças vegetarianas, percebemos que a maioria dos estudos se referem a dados antropométricos e demonstraram que crianças vegetarianas com dietas adequadas crescem normalmente e são menos propensas a sobrepeso e obesidade, quando comparadas com crianças onívoras. Contudo, é importante reiterar que crianças e jovens vegetarianos e veganos sem supervisão nutricional têm risco aumentado de deficiências. É fundamental que o nutricionista que atende crianças e adolescentes vegetarianos e veganos tenha ciência dos nutrientes críticos e possua perícia técnica para o planejamento dietético adequado. A SBP (2017) inclusive recomenda a orientação de um pediatra nutrólogo e de um nutricionista para auxiliar na composição dietética diária de crianças e jovens vegetarianos. Alerta, ainda, que o profissional de saúde esteja familiarizado com as exclusões alimentares nos diferentes tipos de vegetarianismo e suas repercussões na saúde em curto e longo prazos, sobretudo que esteja apto a orientar as famílias que adotam esse padrão alimentar.

Vamos entender melhor a importância da cuidadosa avaliação nutricional e da oportuna intervenção nutricional na infância a partir dos achados de um estudo recente com crianças vegetarianas e veganas.

O perfil nutricional de crianças de 5 a 10 anos foi realizado em estudo transversal com 63 crianças vegetarianas, 52 veganas e 72 onívoras na Polônia (DESMOND et al., 2021). Parâmetros de ingestão nutricional, antropometria, perfil bioquímico, composição corporal (por diluição de óxido de deutério) e conteúdo mineral ósseo (por densitometria óssea por dupla emissão de raios X [DEXA]) foram comparados entre os diferentes padrões dietéticos. O estudo observou que as dietas veganas estão associadas ao mais saudável perfil de risco cardiovascular, o que pode contribuir para diminuir o risco de doenças cardiovasculares na idade adulta. Embora os autores não tenham observado diferenças na ingestão energética, o perfil de ingestão de nutrientes foi mais saudável nas crianças veganas. Com relação à ingestão de sacarose, gordura total, saturada e monoinsaturada e colesterol, proteínas, vitamina B12 e vitamina D, as crianças onívoras tiveram maior nível, e as veganas o menor. No que se refere à ingestão de carboidratos, fibras, ácidos graxos poli-insaturados, folatos, carotenoides, vitamina C, magnésio e ferro, as crianças veganas apresentaram maior nível, e as onívoras menor.

Um dos grandes benefícios do vegetarianismo bem planejado é o consumo regular de alimentos ricos em fibras, como vegetais, frutas e grãos, associado à redução do risco de obesidade, constipação, doenças cardiovasculares e câncer. A SBP (2017) recomenda a ingestão de 0,5 g/kg/dia de fibra alimentar para crianças, até o máximo de 25 g/dia, e crianças veganas podem consumir até três vezes mais que o recomendado. Entretanto, o excesso de fibras interfere na absorção de alguns minerais, como cálcio, ferro, magnésio e zinco, e pode levar à diminuição da ingestão de calorias pela maior saciedade e menor digestibilidade, o que pode comprometer o crescimento infantil (SBP, 2017). Estratégias nutricionais para evitar o consumo excessivo de fibras dietéticas devem fazer parte da adequação do plano alimentar de crianças vegetarianas.

Quase um terço das crianças em dietas vegetarianas ou veganas não recebiam suplementos de vitamina B12 ou alimentos fortificados com B12. Observou-se maior prevalência de deficiência de vitamina B12, anemia ferropriva e HDL baixo em crianças veganas, que também tiveram a menor prevalência de LDL elevado. Como era de se esperar, crianças veganas suplementadas não tiveram baixas concentrações de vitamina B12 nem de vitamina D. As vegetarianas apresentaram deficiências nutricionais menos pronunciadas, mas, inesperadamente, um perfil de risco cardiometabólico menos favorável. O perfil antropométrico e ósseo chamou atenção nesse estudo: crianças veganas apresentaram menos gordura corporal, menor estatura e semelhante massa magra de crianças vegetarianas e onívoras. Um resultado preocupante foi que crianças vegetarianas e veganas apresentaram menor conteúdo mineral ósseo (DESMOND *et al.*, 2021). Os achados do perfil nutricional nesse trabalho revelam o quanto são fundamentais o planejamento dietético e o adequado aconselhamento nutricional para crianças.

A adequação energética e de macronutrientes de crianças vegetarianas e veganas deve ser garantida segundo as recomendações para cada faixa de idade do Institue of Medicine (IOM, 2005), assim como para a criança onívora.

O cálculo do gasto energético diário (GED) deve seguir as mesmas fórmulas para todas as crianças, por exemplo, as equações do IOM (2005) (tabela 1).

Tabela 1 – Cálculo do gasto energético diário (GED) para todas as crianças

Crianças de 13 a 35 meses	$GED = (89 \times peso\,[kg] - 100) + 20$
Meninos de 3 a 8 anos	$GED = 88,5 - (61,9 \times idade\,[anos]) + AF^b \times [(26,7 \times peso\,[kg]) + (903 \times estatura\,[m])] + 20$
Meninos de 9 a 18 anos	$GED = 88,5 - (61,9 \times idade\,[anos]) + AF^b \times [(26,7 \times peso\,[kg]) + (903 \times estatura\,[m])] + 25$
Meninas de 3 a 8 anos	$GED = 135,3 - (30,8 \times idade\,[anos]) + AF^b \times [(10,0 \times peso\,[kg]) + (934 \times estatura\,[m])] + 20$
Meninas de 9 a 18 anos	$GED = 135,3 - (30,8 \times idade\,[anos]) + AF^b \times [(10,0 \times peso\,[kg]) + (934 \times estatura\,[m])] + 25$

AF^b = Coeficiente de atividade física a ser multiplicado na equação do IOM (2005):

• Sedentário (AF = 1,0)

• Atividade leve (AF = 1,13 para meninos; 1,16 para meninas)

• Atividade moderada (AF = 1,26 para meninos; 1,31 para meninas)

• Atividade intensa (AF = 1,42 para meninos; 1,56 para meninas)

Já a distribuição recomendada de macronutrientes para crianças, segundo o IOM (2005), é apresentada na tabela 2.

Tabela 2 – Distribuição recomendada de macronutrientes para crianças

Crianças entre 2 e 3 anos	• Carboidratos: 45% a 65% do VCT • Proteínas: 5% a 20% do VCT • Gorduras: 30% a 40% do VCT (ômega-6 = 5% a 10% do VCT; ômega-3 = 0,6% a 1,2% do VCT)
Crianças entre 4 e 18 anos	• Carboidratos: 45% a 65% do VCT • Proteínas: 10% a 30% do VCT • Gorduras: 25% a 35% do VCT (ômega-6 = 5% a 10% do VCT; ômega-3 = 0,6% a 1,2% do VCT)

VCT: valor calórico total.

As recomendações de ingestão de micronutrientes de crianças vegetarianas e veganas são as mesmas da criança onívora, segundo cada faixa de idade do IOM (2005).

Um ponto de atenção é quanto aos minerais de menor biodisponibilidade na dieta vegetariana, como é o caso do ferro, que é abordado mais detalhadamente mais adiante. As orientações nutricionais do planejamento dietético para bebês vegetarianos (ver Capítulo 5) são igualmente válidas para as crianças vegetarianas de 2 a 12 anos (SLYWITCH, 2020).

A seguir são analisados mais detalhadamente alguns aspectos críticos no vegetarianismo infantil, em especial a ingestão de nutrientes para a saúde óssea, proteínas, ferro, zinco e vitamina B12.

3 Vegetarianismo e massa óssea em crianças

A maximização do conteúdo mineral ósseo pediátrico é recomendada para reduzir osteoporose e risco de fratura na idade adulta. Não se deve iniciar a adolescência, fase em que as necessidades de nutrientes específicos para a saúde óssea aumentam, com estabelecido déficit no conteúdo mineral ósseo (DESMOND et al., 2021). Cerca de 95% do pico de massa óssea é adquirido até os 16 anos de idade (HODGES et al., 2019), e a saúde óssea deve ser um ponto de grande atenção do nutricionista no planejamento dietético de crianças e jovens vegetarianos e veganos.

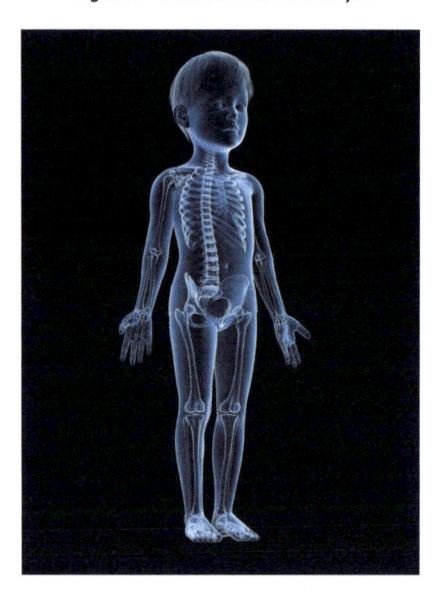

Figura 1 – Saúde óssea em crianças

A baixa ingestão de cálcio pode prejudicar a massa óssea (HODGES et al., 2019; SBP, 2017). Assim, a ingestão adequada do mineral deve ser garantida em crianças vegetarianas e sobretudo veganas, por não ingerirem leite animal e derivados. A ingestão dietética de referência (DRI) de cálcio na infância é (IOM, 2011):

- **Crianças de 1 a 3 anos:** 700 mg/dia.
- **Crianças de 4 a 8 anos:** 1.000 mg/dia.
- **Crianças de 9 a 13 anos:** 1.300 mg/dia.

A necessidade de ingestão de cálcio varia de acordo com a presença de fatores dietéticos que inibem sua absorção, como fitatos, oxalatos e fosfato, ou que aumentam sua excreção urinária, como excesso de sódio, cafeína e proteínas (SLYWITCH, 2022). Além do cálcio, o adequado nível de vitamina D é fundamental para a saúde óssea. Outros fatores são também determinantes, como índice de massa corporal (IMC); atividade física; adequação na ingestão de magnésio e potássio, que diminuem a excreção urinária de cálcio; adequação na ingestão de sódio, cafeína e proteínas, que, em excesso, aumentam a excreção urinária de cálcio; presença de fitoquímicos que estimulam a atividade de osteoblastos; microbiota adequada (SLYWITCH, 2022); e adequação na ingestão de vitamina K, que atua sobre a osteocalcina, proteína da mineralização e reabsorção óssea (NIH, 2021b).

No estudo de Desmond *et al.* (2021), observou-se que crianças vegetarianas tiveram maior ingestão de cálcio que onívoras e veganas; entretanto, as vegetarianas e veganas apresentaram menor conteúdo mineral ósseo absoluto que as onívoras. Após os devidos ajustes estatísticos (para peso, estatura e área óssea), não houve diferenças entre o conteúdo mineral ósseo de crianças vegetarianas e o de onívoras. Apenas as veganas tiveram uma leve redução. Assim, o possível déficit de massa óssea em crianças vegetarianas e veganas pode ser parcialmente explicado pelo efeito desse padrão dietético no tamanho corporal, já que possuem menor IMC. Um estudo recente de Světnička *et al.* (2022), que compara crianças vegetarianas, veganas e onívoras, não observou diferenças nos indicadores antropométricos quanto aos percentis de estatura, peso ou IMC para a idade, mas observou um número maior de crianças veganas com IMC menor a três desvios-padrão.

Reiteramos que a ingestão energética adequada à idade é ponto de cautela no planejamento alimentar de crianças veganas.

Em adultos, um recente estudo comparou diversos perfis de dieta e verificou que o maior consumo de alimentos vegetais (seja em uma dieta vegetariana, seja em combinação com alimentos cárneos) foi associado à melhora dos marcadores de mineralização óssea, efeito que parece ser proporcionado pelos micronutrientes e fitoquímicos das plantas (BERG et al., 2020). Não há evidências de que uma alimentação *plant-based*, com adequação da ingestão de cálcio e níveis adequados de vitamina D, traga resultados negativos à massa óssea (SLYWITCH, 2022). Frente ao conhecimento atual, o guia vegano da International Vegetarian Union (IVU) indica que é prudente para a saúde óssea, caso se tenha uma redução do IMC dentro da eutrofia, que o menor peso corporal seja compensado pela intensificação da atividade física resistida, somada à ingestão adequada de cálcio e à manutenção de bons níveis de vitamina D para adultos (SLYWITCH, 2022). Raciocínio clínico similar pode ser extrapolado para crianças.

A ingestão de cálcio em crianças lactovegetarianas costuma ser adequada. Crianças e jovens veganos ou ovovegetarianos apresentam maior risco de deficiência de cálcio. É importante lembrar que a presença de lactose aumenta a absorção de cálcio na dieta de crianças, mas isso não foi observado em adultos ou adolescentes (HODGES et al., 2019). Estudos controlados observaram que o aumento da ingestão de lactose em crianças resultou em aumento no conteúdo mineral ósseo (HODGES et al., 2019). Além da lactose, que auxilia na biodisponibilidade do cálcio, os fatores de inibição devem ser controlados na dieta. O ácido oxálico é o principal fator antinutricional que deve ser reduzido para melhorar a absorção do cálcio (SLYWITCH, 2022). O planejamento da dieta vegetariana e vegana deve, além de adequar a ingestão do cálcio, assegurar que alimentos ricos em ácido oxálico não sejam consumidos juntamente. Isso significa que alimentos mais ricos em ácido oxálico (espinafre, acelga, ruibarbo, folhas de beterraba e cacau) não devem ser consumidos juntamente com fontes de cálcio ou utilizar métodos culinários que o reduzam (SLYWITCH, 2022).

Dietas isentas de leite e derivados precisam de planejamento nutricional para a adequação da ingestão de cálcio, especialmente entre crianças e adolescentes. O consumo de cálcio pode ocorrer por: I) fontes vegetais de cálcio (por exemplo: pasta de gergelim/tahine; sementes moídas de linhaça, chia ou gergelim; vegetais folhosos, como couve e brócolis); II) alimentos fortificados/enriquecidos com cálcio, como as bebidas fortificadas; e/ou III) suplementos de cálcio via oral.

IMPORTANTE

"Leites" vegetais para crianças

As bebidas vegetais fortificadas com cálcio são ricas fontes do mineral, e existem diversas opções no mercado (à base de amêndoas, castanhas, coco, aveia, arroz, etc.). Como o teor de cálcio varia consideravelmente entre os produtos (de menos de 200 mg até cerca de 400 mg de cálcio/porção), o nutricionista deve estar atento aos diferentes valores nutritivos do que é consumido pela criança para assegurar a adequação nutricional do mineral.

Nos produtos fortificados, a adição de cálcio como carbonato de cálcio tem biodisponibilidade similar à do leite de vaca, entre 20% e 40%. O uso de fosfato tricálcico tem absorção 20% menor, embora a redução não seja consenso (SLYWITCH, 2022). Embora seja possível assegurar a ingestão de cálcio apenas com fontes vegetais na dieta, é muito mais fácil quando a criança consome bebidas fortificadas.

As bebidas vegetais caseiras não são fontes de cálcio e não devem ser usadas como tal em nenhuma hipótese. É fundamental alertar as famílias para essa diferença crucial entre produto alimentício caseiro e processado, pois, nesse caso, o alimento processado é nutricionalmente superior, pelo teor de cálcio da fortificação industrial. A única exceção é a bebida à base de gergelim ("leite" de gergelim): tanto a industrializada quanto a caseira são ricas fontes de cálcio, com cerca de 130 mg de cálcio por 100 mL (USDA, 2019).

Figura 2 – Bebidas vegetais à base de soja, arroz, aveia e amêndoas

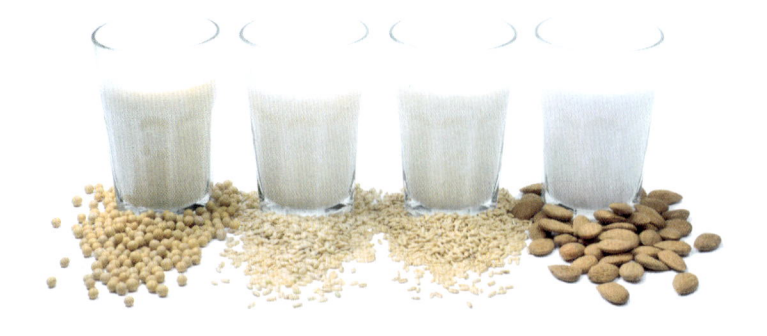

A SBP (2017) salienta que, em especial, crianças veganas que não consomem alimentos com boa biodisponibilidade de cálcio devem receber suplementação do mineral, preferencialmente entre as refeições, para melhor absorção. A dose da suplementação de cálcio varia individualmente, mas é recomendável assegurar adequação em 100% da ingestão recomendada para a idade. A hipercalcemia (níveis séricos de cálcio elevados) e a hipercalciúria (níveis de cálcio urinário elevados), embora sejam raras, podem causar insuficiência renal, diminuição de tônus muscular, hipofosfatemia, constipação, náuseas, perda de peso, fadiga, poliúria e arritmias cardíacas (NIH, 2021a). O nível de ingestão máximo de segurança/upper level (UL) de cálcio para crianças entre 1 e 8 anos é de 2.500 mg/dia e, para crianças de 9 a 18 anos, 3.000 mg/dia (IOM, 2011). A combinação de fontes alimentares de cálcio e suplementação não deve ultrapassar os valores do UL, devido aos riscos associados ao excesso de cálcio no corpo humano.

4 Proteínas e crianças vegetarianas

A ingestão de proteínas da criança vegetariana é tema de atenção entre profissionais de saúde, embora a evidência científica demonstre que a ingestão média proteica de crianças veganas geralmente atende ou excede as recomendações, desde que haja adequação energética e variedade de alimentos vegetais consumidos. Nutricionistas que trabalham com crianças vegetarianas e veganas devem estar preparados para elaborar planos alimentares realistas, especialmente quanto às proteínas vegetais (MESSINA; MANGELS, 2001).

Qual deve ser a meta de recomendação de ingestão proteica para crianças vegetarianas? Alguns autores recomendavam, pela menor digestibilidade das proteínas vegetais, que a ingestão de proteínas para crianças veganas fosse superior à ingestão dietética recomendada (RDA) – cerca de 20% a 30% a mais para crianças entre 2 e 6 anos, e de 15% a 20% a mais para crianças de 6 anos em diante (MESSINA; MANGELS, 2001). Isso significa que, enquanto a RDA proteica para crianças entre 2 e 3 anos é de 1,05 g/kg/dia (IOM, 2005), a criança vegana dessa idade teria como referência valores de ingestão entre 1,4 e 1,6 g/kg/dia (MESSINA; MANGELS, 2001). Para maiores de 4 anos, a RDA é de 0,95 g/kg/dia; para crianças veganas, ficaria entre 1,1 e 1,4 g/kg/dia (IOM, 2005; MESSINA; MANGELS, 2001).

Entretanto, segundo o IOM (2005), as evidências disponíveis não recomendam ingestão de proteínas diferenciada para vegetarianos que consomem misturas de proteínas vegetais, ao menos para adultos. Os guias mais recentes para crianças vegetarianas e veganas, como o da Sociedade Vegetariana Brasileira, não confirmam essa necessidade proteica aumentada (NAVOLAR; VIEIRA, 2020).

A ingestão de aminoácidos em crianças veganas pode inclusive ser maior que as recomendações. As fontes de proteínas vegetais são principalmente leguminosas, oleaginosas, cereais e sementes. Uma dieta vegana adequada no aporte energético e contendo variedade de alimentos desses quatro grupos, com leguminosas duas vezes ao dia, atinge as necessidades de ingestão proteica para crianças com segurança. Conforme visto anteriormente, dietas vegetarianas que combinam diferentes alimentos fontes de proteínas vegetais podem fornecer a mesma qualidade de proteína que as proteínas animais (IOM, 2005; SLYWITCH,

2022). Isso porque, embora as proteínas vegetais sejam menos digeríveis que as animais, a digestibilidade é melhorada através do processamento e da preparação culinária (IOM, 2005).

Assim, frente ao conhecimento atual, nos parece prudente recomendar que o planejamento dietético para proteínas assegure ingestão proteica igual ou superior à RDA para a faixa etária (lembrando que a RDA já considera o nível de ingestão dietética suficiente para cobrir a necessidade de quase todos os indivíduos saudáveis) e com variedade de fontes vegetais. E, na avaliação clínica individual, seguindo o crescimento e o desenvolvimento da criança, valores ligeiramente superiores à RDA para a ingestão proteica podem ser recomendados com base nas diretrizes de Messina e Mangels (2001), descritos anteriormente.

Em termos de balanceamento de aminoácidos, a combinação de diferentes fontes proteicas (por exemplo, cereais e leguminosas) é necessária, mas essa complementariedade não precisa ser realizada a cada refeição, já que crianças costumam realizar várias pequenas refeições ao dia, de modo que a ingestão de aminoácidos essenciais estará presente no balanceamento ao longo das 24 horas diárias (MESSINA; MANGELS, 2001).

Para finalidade de cálculo de adequação proteica, a tabela 3 mostra a ingestão diária recomendada (RDA mg/kg de peso corporal/dia) dos nove aminoácidos essenciais para o planejamento dietético de crianças. Os valores estão apresentados segundo a faixa etária: de 1 a 3 anos e de 4 a 8 anos, para ambos os sexos; e, segundo o sexo, para a faixa entre 9 e 13 anos.

Tabela 3 – Ingestão diária recomendada (RDA mg/kg/dia) de aminoácidos essenciais

AMINOÁCIDOS ESSENCIAIS	RDA (MG/KG/DIA)			
	1 a 3 anos	4 a 8 anos	9 a 13 anos (meninas)	9 a 13 anos (meninos)
Histidina	21	16	15	17
Isoleucina	28	22	21	22
Leucina	63	49	47	49
Lisina	58	46	43	46
Metionina + cisteína	28	22	21	22
Fenilalanina + tirosina	54	41	38	41
Treonina	32	24	22	24
Triptofano	8	6	6	6
Valina	37	28	27	28

Fonte: adaptado de IOM (2005).

5 Atenção especial para vitamina B12 em crianças vegetarianas

O estado nutricional de vitamina B12 precisa ser um ponto de muita atenção do profissional de saúde que atende crianças vegetarianas e veganas. A deficiência pode ser grave. Crianças onívoras também estão sujeitas à deficiência de vitamina B12. O monitoramento por triagem laboratorial é recomendado (dosagem de vitamina B12 sérica) e a suplementação preventiva regular ou terapêutica deve ser instalada.

Recente estudo de Světnička et al. (2022) sobre vitamina B12 em crianças e adolescentes vegetarianos (n = 79), veganos (n = 69) e onívoros (n = 52) na República Tcheca observou prevalência muito baixa de deficiência de vitamina B12, devido à alta conscientização e uso de suplementação de vitamina B12 entre os vegetarianos e veganos. Houve diferença significativa nos níveis de B12 entre os grupos, sendo o grupo onívoro o de menor valor, o que reforça que a suplementação é efetiva para elevação dos níveis séricos de B12 no vegetarianismo. A única criança com manifestação clínica de deficiência de B12 identificada no estudo não recebeu suplementação de B12, e sua mãe tomou apenas uma dose baixa de B12 (25 µg/dia) durante a gravidez e amamentação. A suplementação de vitamina B12 em mães veganas é crucial para a manutenção dos níveis fisiológicos da vitamina em seus filhos (SVĚTNIČKA et al., 2022).

Crianças vegetarianas não suplementadas correm o mesmo risco de deficiência de vitamina B12 que as veganas que não usam suplementos, devido à baixa ingestão de B12 na dieta, mesmo com consumo de ovos e/ou laticínios (SVĚTNIČKA et al., 2022). Infelizmente, apesar da conscientização, há ainda certa dificuldade na adesão à suplementação, seja preventiva ou terapêutica, de vitamina B12: muitas mães vegetarianas não tomam nenhuma forma de vitamina B12 durante a gravidez ou lactação devido à falta de informações; outras aderem parcialmente à suplementação, com doses irregulares ou muito baixas (SVĚTNIČKA et al., 2022).

As doses de suplementação pediátrica não são consenso na literatura. No estudo de Světnička et al. (2022), a mediana de vitamina B12 em dose única foi de 86,50 µg/dia para vegetarianas e 98,6 µg/dia para veganas. Até o momento, não há protocolo de doses de suplementação preventiva de vitamina B12 para crianças. Dependendo do estado de vitamina B12 sérica e da idade da criança, são recomendadas doses entre 5 e 25 µg/dia de vitamina B12 (RUDLOFF et al., 2019). Pela experiência clínica, doses entre 50 e 500 µg/dia podem ser prescritas dependendo da avaliação individual e para correção dos exames séricos. Após a normalização dos exames, a suplementação deve ser mantida com ajuste na dose, para evitar nova deficiência. Em deficiência manifesta, o tratamento médico com doses elevadas de vitamina B12, que chegam a 1.000 μg/dia, é urgente (RUDLOFF et al., 2019).

Consequências de hipervitaminose da vitamina B12 em crianças ainda não foram descritas na literatura (SVĚTNIČKA et al., 2022), e não há UL definido para vitamina B12 para nenhuma faixa etária, o que demonstra a segurança da suplementação pediátrica.

6 Ferro, zinco e demais micronutrientes em crianças vegetarianas

O estado de ferro e zinco de crianças vegetarianas e veganas deve ser monitorado e, com base na avaliação nutricional e exames laboratoriais, a suplementação pode ser necessária (MELINA; CRAIG; LEVIN, 2016). São exames de rotina para avaliação do estado desses minerais: hemograma completo, ferritina sérica, saturação de transferrina, zinco sérico e marcadores de inflamação, como proteína C reativa. Exames adicionais de micronutrientes críticos na infância, como vitamina D, retinol sérico e vitamina B12, também devem ser incluídos na triagem laboratorial.

A suplementação preventiva de ferro para crianças acima de 2 anos não é mandatória, por isso é fundamental a avaliação individualizada da criança. O mesmo vale para o zinco. O planejamento dietético deve conter alimentos fontes desses minerais, fatores que aumentam a biodisponibilidade e a redução nos fatores de sua inibição. A ingestão recomendada para a idade (DRI) deve ser atingida no plano alimentar, o que é relativamente fácil ao incluir no cardápio leguminosas e folhas ricas em ferro, associadas com fontes de vitamina C.

Embora haja no Brasil a fortificação obrigatória das farinhas de trigo e milho com ferro (4,2 mg/100 g) e ácido fólico (150 μg/100 g), é importante esclarecer que, para a população pediátrica, essa normativa tem pouco impacto, já que crianças não conseguem (nem deveriam) ingerir a quantidade suficiente de farinha para atingir a ingestão adequada de ferro (SBP, 2017).

Embora os valores de RDA possuam diretrizes de ferro diferentes para vegetarianos, a IVU esclarece que a base científica para essa diretriz é frágil e recomenda quantidade de ferro dietético similar para onívoros e vegetarianos (SLYWITCH, 2022). É importante que o nutricionista procure sempre adequar a dieta com base nos fatores que otimizam e inibem a absorção do ferro não heme, pois ele é fundamental para suprir a necessidade diária de ferro tanto de quem come carne quanto de quem não come.

Fontes de caroteno (hortaliças folhosas e vegetais e frutas amarelo-alaranjados) devem fazer parte do cardápio regularmente, por serem precursores de vitamina A. Os alimentos fontes de vitaminas do complexo B, em especial cereais integrais, leguminosas, oleaginosas e hortaliças, também devem integrar o cardápio vegetariano regularmente. A adequação de vitaminas e minerais deve ser garantida em 100% das DRIs de acordo com a idade dentro do planejamento dietético da criança vegetariana ou vegana.

Fontes vegetais de ômega-3 devem fazer parte do cardápio de crianças vegetarianas e veganas. Entre elas, destaca-se o óleo de linhaça prensado a frio, que é excelente fonte de ácido linolênico (ALA). Segundo IOM (2005), a recomendação de ômega-3 para crianças e jovens de 2 a 18 anos é de 0,6% do valor calórico total (VCT). Como uma medida de precaução, alguns autores recomendam assegurar o dobro dessa ingestão em dietas vegetarianas (SLYWITCH, 2022). Além disso, a suplementação com DHA vegano em doses entre 100 e 200 mg/dia também é uma estratégia recomendável para assegurar a ingestão de ômega-3 na infância.

> **IMPORTANTE**
>
> **A entrega do plano alimentar infantil**
>
> É fundamental que todo e qualquer plano alimentar infantil entregue à família seja flexível. Os cálculos e planejamento nutricional realizados pelo nutricionista devem ser traduzidos em apresentação amigável e com várias opções de substituição, pois crianças não devem fazer dieta.
>
> O plano alimentar é uma guia para escolhas alimentares e deve conter opções variadas de alimentos dentro de cada grupo alimentar, a fim de promover a educação nutricional, evitar monotonia na dieta, favorecer a formação de bons hábitos alimentares e reduzir riscos de transtornos alimentares.

7 Estratégias para aceitação dos alimentos do plano alimentar

A ingestão de alimentos nutritivos no vegetarianismo é fundamental para a adequação nutricional. Uma criança que consome em excesso salgadinhos ultraprocessados, refrigerantes e guloseimas, sem ter na dieta alimentos de origem animal, é vegetariana, mas com inadequação nutricional.

As leguminosas e cereais devem ser a base do cardápio vegetariano na infância, correspondendo a boa parte da ingestão energética. Folhas, sementes e oleaginosas são grupos alimentares importantes que também devem fazer parte regularmente da dieta. Claro que alimentos mais palatáveis e talvez com menor teor nutritivo farão parte da alimentação infantil, já que o comer está inserido em contexto social, hedônico e biológico. Com equilíbrio, é possível adequar energia, macro e micronutrientes, sendo necessário apenas corrigir a ingestão de vitamina B12 via suplementação.

Mas o que fazer quando a criança vegetariana é seletiva e não aceita os grupos alimentares mais nutritivos do reino vegetal, como as leguminosas?

Primeiro, é importante esclarecer que nenhuma criança é obrigada a gostar de todos os alimentos. A criança tem suas preferências alimentares e, dentro de um espectro razoável de aceitação de itens alimentares, o profissional de nutrição conseguirá trabalhar o plano alimentar vegetariano, incluindo variações com as técnicas dietéticas e gastronômicas que julgar pertinentes depois da avaliação clínica individual.

É importante salientar que a dificuldade alimentar, a seletividade extrema e a anorexia infantil, por exemplo, devem ser tratadas oportunamente por equipe multidisciplinar. Isso é válido para qualquer criança que manifeste essa condição, independentemente do vegetarianismo. Esse diagnóstico é complexo e exige do profissional de nutrição sensibilidade e competência técnica para o manejo clínico.

É imprescindível adequar a palatabilidade das receitas com ingredientes nutritivos, melhorar a forma de apresentação, adequar as texturas dos alimentos à capacidade oral da criança, bem como demais características sensoriais dos alimentos a serem oferecidos.

Além disso tudo, os aspectos comportamentais e emocionais da criança e da família à hora da refeição deverão ser trabalhados por meio de um aconselhamento nutricional efetivo, sendo essencial a capacitação do nutricionista infantil em técnicas da nutrição comportamental para promover a adequada formação de hábitos alimentares e prevenir transtornos alimentares na infância e na adolescência. Esse olhar ampliado e gentil na abordagem das dificuldades alimentares na infância independe do vegetarianismo e deve ser aplicado para todas as crianças e famílias que requeiram a assistência do profissional de nutrição.

8 Transtornos alimentares e vegetarianismo

A pré-adolescência e a adolescência caracterizam-se por intenso crescimento físico, e a nutrição nessa fase pode repercutir de forma definitiva na vida adulta. Independentemente do vegetarianismo, os transtornos alimentares são mais frequentes nessa faixa etária (SBP, 2017; MELINA; CRAIG; LEVIN, 2016).

Os transtornos alimentares têm etiologia complexa, e a prática prévia de uma alimentação vegetariana ou vegana não aumenta o risco de desenvolvê-los, embora alguns pacientes com transtornos alimentares preexistentes possam escolher o vegetarianismo para ajudar na limitação da ingestão alimentar, como uma forma de esconder dos pais seus comportamentos transtornados, por exemplo (MELINA; CRAIG; LEVIN, 2016; ROBINSON-O'BRIEN et al., 2009).

O guia de nutrição vegana da IVU alerta para o fato de que a preocupação com a alimentação saudável dentro do vegetarianismo leva alguns autores a conclusões errôneas de que o indivíduo vegetariano sofre de transtorno alimentar, e esse erro conceitual é descrito inclusive na literatura científica (SLYWITCH, 2022; ROBINSON-O'BRIEN et al., 2009).

É importante analisar com cautela a associação entre distúrbios alimentares e vegetarianismo (BARNARD; LEVIN, 2009). A alimentação vegetariana não leva a um transtorno alimentar, mas pacientes com transtornos alimentares podem usar o discurso do vegetarianismo para justificar suas restrições dietéticas, seu baixo peso e esconder a doença do meio social (SLYWITCH, 2022).

A adoção de dieta vegetariana por crianças e jovens que anteriormente comiam carne pode ser um alerta para possível transtorno alimentar e obsessão com peso – ou não. Pode ser apenas uma decisão pessoal, baseada em escolhas morais e ideológicas ou em preferências individuais. Como entre jovens há aumento nas necessidades nutricionais, é necessário um planejamento dietético cauteloso (SBP, 2017).

Um estudo avaliou 116 pacientes com anorexia nervosa e encontrou que 54,3% deles evitava carne vermelha. No entanto, em apenas 6% dos avaliados a opção por evitar carnes havia sido feita antes do início dos sintomas (O'CONNOR *et al.*, 1997). Assim, é importante entender a sequência temporal dos eventos (BARNARD; LEVIN, 2009). Como a carne é um alimento calórico e hiperlipídico, dentro do raciocínio da anorexia nervosa, é esperado que os pacientes, em algum momento da evolução da doença, a excluam da alimentação (SLYWITCH, 2022). Assim, o vegetarianismo é uma consequência no transtorno alimentar, e não uma causa (SLYWITCH, 2022), sendo saudável para jovens. Um estudo indicou que jovens vegetarianos ingeriam mais frutas e hortaliças e menos gordura do que onívoros, e tinham menor prevalência de tabagismo, etilismo e uso de drogas (ROBINSON-O'BRIEN *et al.*, 2009).

O profissional de nutrição, ao perceber no paciente insatisfação e/ou distorção da imagem corporal, deve estar atento ao discurso de que o peso abaixo do normal seria consequência do vegetarianismo, pois este não leva à magreza excessiva, a não ser por erros no planejamento dietético ou quando há anorexia nervosa ou doenças como causa primária (SLYWITCH, 2022).

Considerações finais

Neste capítulo, vimos os aspectos mais críticos aos quais o nutricionista deve estar atento na avaliação nutricional e no planejamento dietético de crianças vegetarianas até 12 anos. As recomendações de ingestão de energia, macro e micronutrientes por idade são as mesmas da criança não vegetariana, e o planejamento nutricional deve levar em consideração a suplementação de vitamina B12 e demais nutrientes que porventura estejam inadequados na ingestão, como cálcio para crianças veganas que não consomem alimentos fortificados.

O crescimento e o desenvolvimento infantil devem ser monitorados nas visitas regulares ao centro de saúde, assim como para qualquer criança, bem como as triagens laboratoriais de acordo com a idade, principalmente para deficiências nutricionais como anemia, de ferro, de zinco e hipovitaminose D e B12. A avaliação nutricional individualizada guiará as condutas clínicas no manejo dietoterápico, sendo que o nutricionista deverá apresentar planos alimentares flexíveis e que estimulem a educação nutricional, evitem a monotonia alimentar, favoreçam a formação de hábitos alimentares saudáveis e previnam transtornos alimentares.

Referências

AMERICAN ACADEMY OF PEDIATRICS (AAP). Committee on Nutrition. Nutritional aspects of vegetarian diets. *In*: KLEINMAN, R. E.; GREER, F. R. (ed.). **Pediatric nutrition**. 7. ed. Elk Grove Village, IL: American Academy of Pediatrics, 2014. p. 241-264.

BARNARD, N.; LEVIN, S. Vegetarian diets and disordered eating. **Journal of the American Dietetic Association**, v. 109, n. 9, p. 1523-1524, 2009.

BERG, J. n. *et al*. Increased consumption of plant foods is associated with increased bone mineral density. **J Nutr Health Aging**, v. 24, n. 4, p. 388-397, 2020.

DESMOND, M. A. *et al*. Growth, body composition, and cardiovascular and nutritional risk of 5- to 10-y-old children consuming vegetarian, vegan, or omnivore diets. **The American Journal of Clinical Nutrition**, v. 113, n. 6, p. 1565-1577, 2021.

HODGES, J. K. *et al*. Lactose intolerance and bone health: the challenge of ensuring adequate calcium intake. **Nutrients**, v. 11, n. 4, p. 718, 2019.

HUSSAR, K.; HARRIS, p. Children who choose not to eat meat: a study of early moral decision-making. **Social Development**, v. 19, p. 627-641, 2010.

INSTITUTE OF MEDICINE (IOM). **Dietary reference intakes for calcium and vitamin D**. Washington, DC: National Academies Press, 2011. Disponível em: https://www.ncbi.nlm.nih.gov/books/NBK56070/. Acesso em: 1º mar. 2022.

INSTITUTE OF MEDICINE (IOM). **Dietary reference intakes for energy, carbohydrate, fiber, fat, fatty acids, cholesterol, protein, and amino acids**. Washington, DC: The National Academies Press, 2005.

MELINA, V.; CRAIG, W.; LEVIN, S. Position of the Academy of Nutrition and Dietetics: vegetarian diets. **J Acad Nutr Diet.**, v. 116, n. 12, p. 1970-1980, 2016.

MESSINA, V.; MANGELS, A. R. Considerations in planning vegan diets: children. **Journal of the American Dietetic Association**, v. 101, n. 6, p. 661-669, 2001.

NAVOLAR, T.; VIEIRA, A. (org.). **Alimentação vegetariana para crianças e adolescentes**: guia alimentar para a família. [S. l.]: Sociedade Vegetariana Brasileira, 2020. Disponível em: https://svb.org.br/images/SVB-guia-infantil_2020-web.pdf. Acesso em: 14 mar. 2022.

NATIONAL INSTITUTE OF HEALTH (NIH). Office of Dietary Supplements. Calcium: fact sheet for health professionals. **NIH**, 2021a. Disponível em: https://ods.od.nih.gov/factsheets/Calcium-HealthProfessional/. Acesso em: 21 mar. 2022.

NATIONAL INSTITUTE OF HEALTH (NIH). Office of Dietary Supplements. Vitamin K: fact sheet for health professionals. **NIH**, 2021b. Disponível em: https://ods.od.nih.gov/factsheets/VitaminK-HealthProfessional/. Acesso em: 21 mar. 2022.

O'CONNOR, M. A. *et al*. Vegetarianism in anorexia nervosa? A review of 116 consecutive cases. **The Medical journal of Australia**, v. 147, n. 11-12, p. 540-542, 1987.

ROBINSON-O'BRIEN, R. *et al*. Adolescent and young adult vegetarianism: better dietary intake and weight outcomes but increased risk of disordered eating behaviors. **Journal of the American Dietetic Association**, v. 109, n. 4, p. 648-655, 2009.

RUDLOFF, S. *et al*. Vegetarian diets in childhood and adolescence: position paper of the nutrition committee, German Society for Paediatric and Adolescent Medicine (DGKJ). **Molecular and Cellular Pediatrics**, v. 6, n. 4, 2019.

SANDERS, T. A. B.; REDDY, S. Vegetarian diets and children. **The American Journal of Clinical Nutrition**, v. 9, n. 5, p. 1176S-1181S, 1994.

SLYWITCH, E. **The IVU vegan nutrition guide for adults**. [*S. l.*]: International Vegetarian Union (IVU); Department of Medicine and Nutrition, 2022.

SLYWITCH, E. **Vegetarianismo em pediatria**: parecer oficial da Sociedade Vegetariana Brasileira. São Paulo: SVB, 2020. Disponível em: https://www.svb.org.br/images/SVB-Parecer-100920.pdf. Acesso em: 14 mar. 2022.

SOCIEDADE BRASILEIRA DE PEDIATRIA (SBP). Vegetarianismo na infância e na adolescência. **SBP**, Guia Prático de Atualização, n. 4, jul. 2017. Disponível em: https://www.sbp.com.br/fileadmin/user_upload/Nutrologia_-_Vegetarianismo_Inf_e_Adolesc.pdf. Acesso em: 12 fev. 2022.

SVĚTNIČKA, M. *et al*. Cross-sectional study of the prevalence of cobalamin deficiency and vitamin B12 supplementation habits among vegetarian and vegan children in the Czech Republic. **Nutrients**, v. 14, n. 3, p. 535, 2022.

THE VEGETARIAN RESOURCE GROUP (VRG). How many teens in the US are vegan? How many teens eat vegetarian when eating out? **VRG**, Baltimore, 2021. Disponível em: https://www.vrg.org/nutshell/Yougov2021youthteenwriteup.pdf. Acesso em: 20 mar. 2022.

THE VEGETARIAN RESOURCE GROUP (VRG). Vegetarian journal Jan./Feb. 2001. **VRG**, Baltimore, 2001. Disponível em: http://www.vrg.org/journal/vj2001jan/2001janteen.htm. Acesso em: 22 mar. 2022.

UNITED STATES DEPARTMENT OF AGRICULTURE (USDA). Agricultural Research Service. FoodData Central. **USDA**, 2019. Disponível em: https://fdc.nal.usda.gov. Acesso em: 20 mar. 2022.

Capítulo 7

Gastronomia vegetariana e vegana

Gastronomia é o conhecimento dos aspectos que se referem à alimentação do ser humano (BRILLAT-SAVARIN, 1995), sendo também compreendida como a arte de extrair dos alimentos o máximo de informação por meio dos sentidos (BRACONNOT, 2017). A palavra "gastronomia" é de origem grega, proveniente de *gaster* (ventre, estômago) e *nomo* (lei) (FREIXA; CHAVES, 2019). A tradução literal seria "as leis do estômago".

Cada vez mais presente nos cardápios de chefs renomados, o vegetarianismo não se refere simplesmente à arte da culinária de legumes cozidos e bem preparados. A gastronomia vegetariana e vegana oferece um horizonte de criatividade, combinando ingredientes locais e requinte. É uma tendência gastronômica mundial: o famoso chef vegetariano Pietro Leemann, ganhador da estrela Michelin, acredita que daqui uma década cerca de 80% dos pratos servidos em restaurantes serão vegetarianos (BONAVITA, 2021).

De fato, por muito tempo, houve preconceito sobre a culinária vegetariana, pois entendia-se que não comer carne era um sinal de pobreza. Por exemplo, na Itália, comer polenta e vegetais era hábito das pessoas menos favorecidas socialmente (BONAVITA, 2021). Entretanto, essa visão mudou radicalmente nas últimas décadas.

Já era hora de gastronomia vegetariana se destacar. Em um contexto global e humanitário, o mundo enfrenta hoje o desafio da alimentação, e a escolha alimentar individual faz diferença nesse cenário. A manutenção do nosso padrão atual de consumo de carne, laticínios e ovos é insustentável (SCHUCK; RIBEIRO, 2015). Ao substituir esses itens pelas inúmeras alternativas vegetais de valor nutricional equivalente, estimulamos mudanças no padrão de consumo em grande escala (SCHUCK; RIBEIRO, 2015). Nossos hábitos de consumo refletem escolhas que coletivamente podem ocasionar adaptações para a sustentabilidade dos sistemas alimentares.

É impressionante a diversificação alimentar que a transição da dieta onívora para a vegetariana pode trazer. Embora muitas pessoas aleguem não conseguir ficar sem comer carne, por incrível que pareça é bastante frequente a monotonia alimentar nas dietas onívoras (FRONZA et al., 2020). Um caso interessante dessa transição é o da Beatriz Carvalho, geógrafa criadora do projeto Mato no Prato, iniciativa exitosa para a popularização das PANCs (plantas alimentícias não convencionais). Em seu trabalho, Carvalho incentiva o princípio da inclusão, pois ela mesma era onívora e não pretendia mudar de hábitos, em virtude de sua origem rural, que valorizava a carne nas refeições. Entretanto, à medida que o movimento crescia e ela aprendia a incluir novos vegetais no cardápio, sentia cada vez menos necessidade de comer carne. Com o passar do tempo, percebeu melhoras na saúde, na digestão e começou a sentir benefícios estéticos. Resgatando inúmeros vegetais que vinham sendo esquecidos na tradição culinária, Carvalho encontrou no vegetarianismo uma forma de honrar suas heranças culinárias (FRONZA et al., 2020).

É possível criar pratos vegetarianos e veganos saborosos, com cores, aromas, texturas e sabores tão elaborados quanto os da gastronomia tradicional e que atendam à nossa memória afetiva (BRACONNOT, 2017). A riqueza desse tipo de culinária é que, além de ser criativa, saborosa e saudável, ela sacia e nutre. Os vegetais são lindos, aromáticos, sensuais, e a gastronomia vegana tem o poder de nos inserir em um mundo rico e inspirador, de nos transpor para um delicioso estado de amor com a vida. A partir desse estado, nasce o desejo de cuidar, de dar ao outro a chance de experimentar a magia da alimentação sem animais (BRACONNOT, 2017).

Neste capítulo vamos conhecer as bases da gastronomia vegetariana e vegana, aprender a substituir ingredientes animais e reafirmar a importância do vegetarianismo e do veganismo para a culinária e a sustentabilidade do planeta. Os fatores antinutricionais, as técnicas de preparo e sugestões de apresentação para aumentar a aceitação por crianças também fazem parte deste capítulo.

1 Origens da gastronomia vegana e os bastidores da carne suculenta

A humanidade aproveita apenas 0,006% dos vegetais alimentícios disponíveis, desperdiçando um enorme potencial gastronômico (FRONZA *et al.*, 2020). Incorporar novos ingredientes vegetais no cardápio e cuidar da forma de preparo e apresentação dos pratos baseados em vegetais é uma maneira de não tornar a eliminação da carne uma perda de prazer na alimentação (FRONZA *et al.*, 2020). A alimentação baseada em vegetais tem imensa riqueza de opções a serem exploradas, descobertas, redescobertas e trabalhadas pela arte da gastronomia. Por que chamar os animais de "pratos principais" quando há tantas possibilidades vegetais?

Figura 1 – A grande variedade de alimentos de origem vegetal

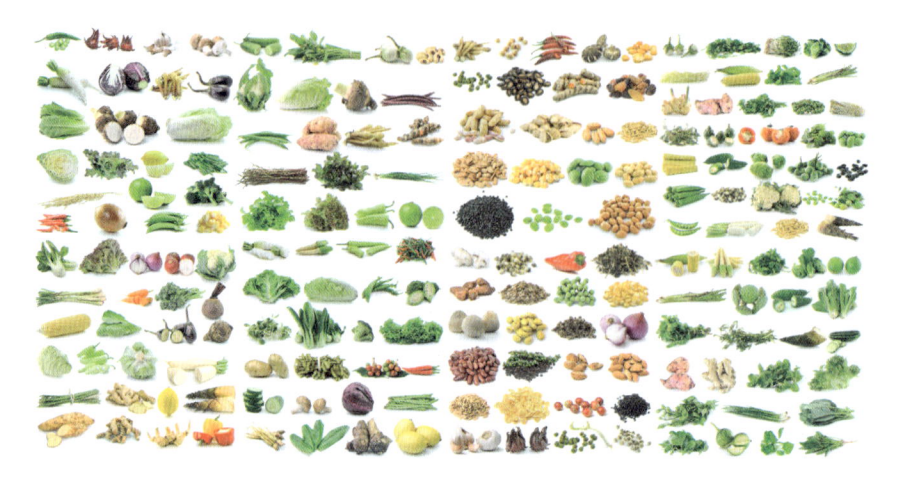

No Brasil, país com a maior biodiversidade do planeta e com a maior variedade de plantas alimentícias, muitas ainda sequer foram identificadas pela ciência (FRONZA et al., 2020). No entanto, nosso país tem mais gado bovino do que pessoas, e é a agropecuária a maior responsável pela emissão de gases de efeito estufa, tendo chegado a 70% em 2017 (IDEC, 2019). A substituição da carne e dos produtos animais por alimentos de origem vegetal no cardápio brasileiro representa enormes ganhos sociais, ambientais e de saúde.

Figura 2 – Fartura de alimentos vegetais oferecidos pela natureza

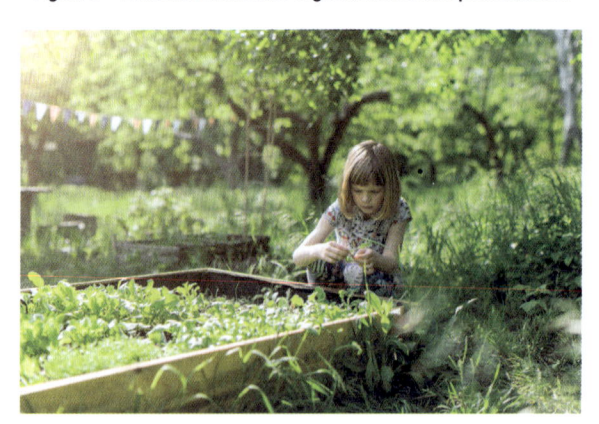

Mas como o ser humano historicamente passou a consumir tantos animais?

Por mais que o vegetarianismo seja um conceito recente, que não existia até o século XIX, não comer carne é algo bastante antigo. O movimento vegetariano e a defesa dos animais surgiram ainda na Grécia Antiga, com Pitágoras (século VI a. C.). O filósofo e matemático é considerado o "pai do vegetarianismo" e baseava-se em três alicerces: veneração religiosa, saúde física e responsabilidade ecológica (FREIXA; CHAVES, 2019).

A Índia e a China, em especial, têm rica gastronomia de origem vegetal baseada em conceitos milenares que inspiram a gastronomia vegetariana e vegana. Ambas as populações surgiram próximo a vales férteis, com ótimas terras para a agricultura (FREIXA; CHAVES, 2019). O hinduísmo e o budismo, até hoje as principais religiões nesses dois países, defendem o vegetarianismo.

Na Índia, a vaca é considerada um animal sagrado, porque simboliza a fertilidade e a vida. Na base da refeição indiana estão os cereais, como arroz, trigo e painço. Molhos e especiarias trazem a riqueza de sabores. Desde os tempos antigos, os legumes eram bastante utilizados, principalmente secos e em conservas. Também usavam lentilha e grão-de-bico, em especial em ensopados, frituras e pães (FREIXA; CHAVES, 2019).

Já a civilização chinesa, nascida às margens do rio Amarelo, é a origem de muitas cozinhas asiáticas, como a tailandesa e a japonesa. Dessa rica cultura milenar nasceram muitos pratos típicos, baseados no arroz, na soja, na cevada e no milhete. O arroz na China também simboliza a vida e a fertilidade. A soja se originou no país há cerca de 5 mil anos e chegou ao Ocidente no século XV (FREIXA; CHAVES, 2019).

Figura 3 – Prato asiático vegetariano conhecido como *buddha bowl*

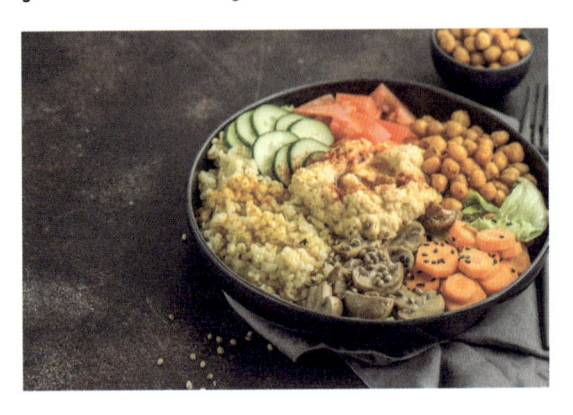

Se olharmos ainda mais para trás na história da humanidade, a verdade é que, durante 2,5 milhões de anos, os humanos (*Homo erectus*, *Homo neanderthalensis* e *Homo sapiens*) se alimentaram exclusivamente de plantas e animais que viviam e se reproduziam sem qualquer intervenção humana (HARARI, 2020). Mas, há cerca de 10 mil anos, isso mudou. Com a Revolução Agrícola, o ser humano passou a domesticar os animais, o que facilitou enormemente que se alimentasse de carne, aumentando o número de rebanhos e criações extensivas, que expandiram a oferta de alimentos animais, mas limitaram a variedade de espécies consumidas (FRONZA *et al*., 2020). Assim, o ser humano começou a dedicar boa parte do seu tempo e esforços à manipulação da vida de algumas espécies de animais – e também de algumas plantas, como trigo, milho e arroz. O destino de animais como vacas, ovelhas, cabras, porcos e galinhas mudou radicalmente. Um sucesso evolutivo para essas espécies aconteceu pela criação de rebanhos e a pecuária extensiva. No entanto, nos últimos séculos, principalmente depois da Revolução Industrial, os animais de criação deixaram de ser vistos como seres vivos que podiam sentir dor e sofrimento e passaram a ser tratados como máquinas (HARARI, 2020).

Infelizmente, a criação de animais para consumo humano se dá por meio de uma produção em massa, em instalações similares a fábricas, e seus corpos são moldados pelas necessidades industriais, como se fossem engrenagens em uma linha de produção gigantesca. A duração e a qualidade de sua existência são determinadas pelos lucros e prejuízos das corporações (HARARI, 2020).

Uma galinha selvagem poderia viver até 12 anos; e uma vaca, cerca de 25 anos. Mas a imensa maioria das galinhas e das vacas domesticadas é abatida com apenas algumas semanas de vida, porque é a economia que decide a idade ideal do abate. Galinhas poedeiras, vacas leiteiras e animais de carga até podem viver mais anos, desde que se sujeitem ao ser humano em um modo de vida completamente alheio a seus instintos. O homem aprendeu a quebrar instintos naturais e laços sociais desses animais, restringir sua agressividade e sexualidade e limitar sua liberdade. Os camponeses desenvolveram técnicas para isso, como prender animais em jaulas e currais, colocar arreios e coleiras, treiná-los com chicotes e bastões elétricos, mutilá-los (HARARI, 2020).

Em especial, a indústria de laticínios tem métodos bem peculiares para forçar os animais a servir a seus propósitos. Como qualquer mamífero, as vacas, cabras e ovelhas só produzem leite depois de dar à luz bezerros, cabritos e cordeiros. Ou seja, para manter a produção de leite, é necessário filhotes para amamentar, mas eles não podem monopolizar o leite de suas mães. Um método simples, usado até hoje, consiste em matar os filhotes recém-nascidos, ordenhar todo o leite possível da mãe e depois deixá-las prenhas de novo (HARARI, 2020). Em fazendas modernas de laticínios, uma vaca leiteira vive cerca de cinco anos antes de ser abatida e passa boa parte desses anos prenha, fertilizada a cada dois a quatro meses depois de parir, justamente para manter a produção de leite. É ordenhada de hora em hora por máquinas. Seus bezerros são separados logo depois do nascimento, sendo as fêmeas criadas para uma nova geração de vacas leiteiras, e os machos entregues para a indústria da carne. O animal fica confinado em um cubículo pouco maior que seu tamanho, onde passará toda a sua vida (cerca de apenas quatro meses). Permanece todo o tempo em cima de sua própria urina e excrementos, recebe de máquinas doses regulares de ração, hormônios, medicamentos e suplementos. Nunca sai desse espaço, não pode brincar com outros bezerros ou sequer andar, para que seus músculos não se fortaleçam e sua carne permaneça tenra. A primeira vez que um bezerro pode andar ou encontrar outros bezerros é no caminho para o matadouro (HARARI, 2020).

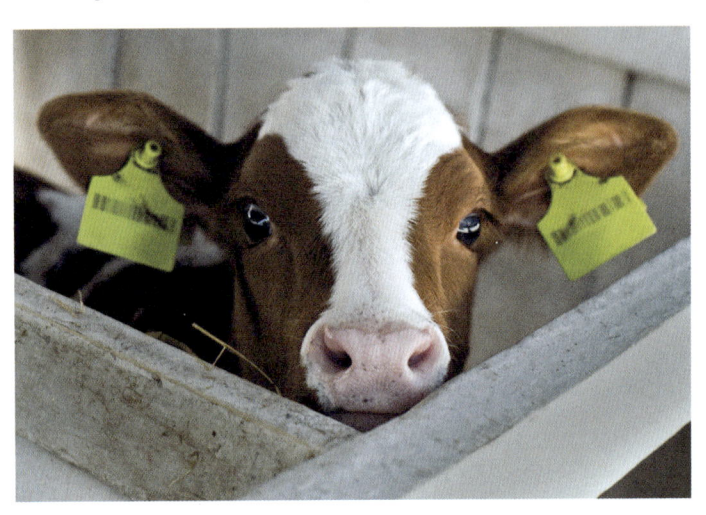

Figura 4 – Bezerros tratados como produtos com códigos de barras

Em termos evolucionários, o gado representa uma das espécies animais mais bem-sucedidas, pelo número de animais existentes. Entretanto, são provavelmente um dos seres mais infelizes do planeta (HARARI, 2020).

Sabemos que os porcos são animais extremamente inteligentes e curiosos, mas as criações industriais de suínos os confinam em espaços tão minúsculos que eles sequer são capazes de se virar. A avicultura tem métodos igualmente cruéis: pintinhos são transportados em esteiras, sendo que os machos e fêmeas imperfeitos são retirados da esteira e asfixiados em câmaras de gás, jogados em trituradores automáticos ou simplesmente atirados no lixo, onde morrem esmagados (HARARI, 2020). Estima-se que dezenas de bilhões de animais de criação vivem hoje como parte de uma linha mecanizada de montagem e cerca de 50 bilhões são abatidos todo ano (HARARI, 2020).

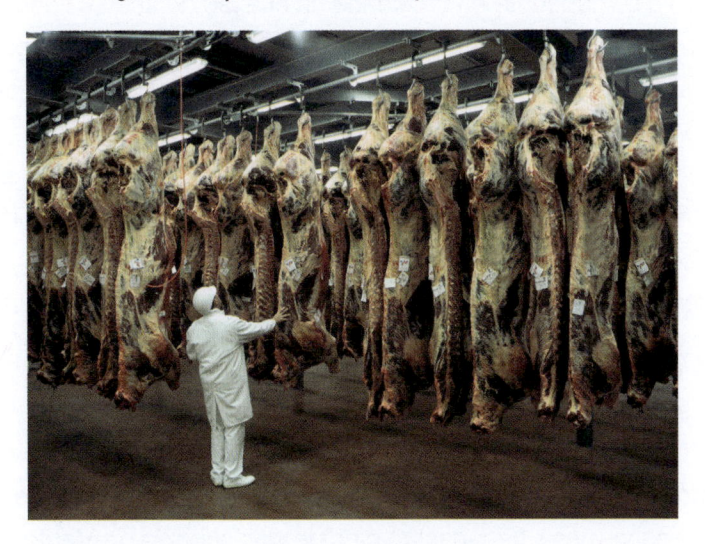

Figura 5 – Criação e abate de animais para consumo humano

Sobre a criação industrial de animais para o consumo humano, o historiador Yuval Noah Harari (2020, p. 363-364) descreve:

> Assim como o tráfico de escravos no Atlântico não foi fruto do ódio aos africanos, a indústria moderna de animais não é motivada pela animosidade. Mais uma vez, resulta da indiferença. A maior parte das pessoas que produzem e consomem ovos, leite e carne raramente pensa sobre o destino das galinhas, das vacas e dos porcos cuja carne e tudo aquilo que produzem estão sendo consumidos. Os que pensam costumam afirmar que esses animais são de fato pouco diferentes de máquinas, desprovidos de sensações e emoções, incapazes de sofrer. Ironicamente, as mesmas disciplinas científicas que criam as máquinas de ordenha e de produção de ovos nos últimos anos demonstraram, para além de qualquer dúvida razoável, que os mamíferos e as aves têm um sistema sensorial e emocional complexo. Não apenas sentem dor física, como também podem padecer de sofrimentos emocionais.

Ainda de modo tímido, o vegetarianismo começou a ganhar mais força na metade do século XX. Vegetarianos famosos, como Mahatma Gandhi e Albert Einstein, inspiraram o movimento. Muitas pessoas passaram a se dar conta da crueldade da criação de animais para o consumo humano, e documentários e movimentos de sensibilização e ética começaram a ser produzidos em vários países do mundo. Na década de 1990, na Califórnia, iniciou-se a chamada Grande Cozinha Vegetariana, com o objetivo de transformar a culinária à base de carne em pratos vegetarianos e veganos saborosos e prazerosos. A chef Annie Sommerville, do conceituado restaurante Greens, foi uma das protagonistas, liderando o movimento Farm-to-Table (do campo à mesa).

A ideia de preparar pratos elaborados à base de vegetais chegou, então, a outras cidades. O chef Alain Passard, do L'Arpége de Paris, que tem três estrelas no Guia Michelin, criou seu menu à base de vegetais, como o sushi de beterraba e raiz forte fresca, com perfume de gerânio; como sobremesa, bananas ao óleo de oliva e limão de Menton (FREIXA; CHAVES, 2019). O famoso chef francês Alain Ducasse também trabalha o conceito e inspira várias receitas vegetarianas e veganas em sua série de livros e sobremesas (DUCASSE, 2012).

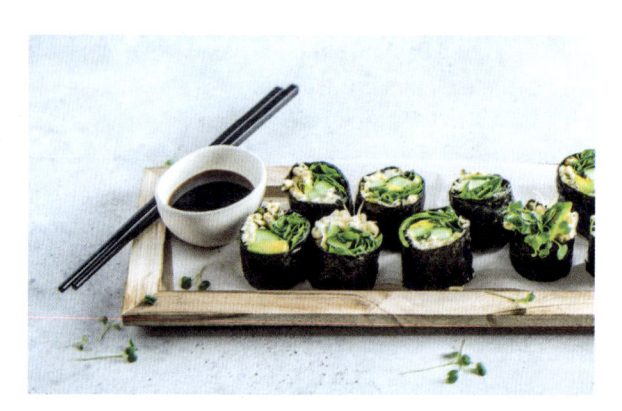

Figura 6 – Sushi vegano: tendência na gastronomia nacional e internacional

A cidade de São Paulo, cuja gastronomia variada e de qualidade é reconhecida internacionalmente, também passou a ter opções de restaurantes vegetarianos, com cardápios criativos e saborosos (e muitas vezes orgânicos) elaborados por jovens chefs talentosos. Uma representante do estilo natural gourmet é a chef Tatiana Cardoso (CARDOSO, 2009; 2012). Sorveterias, pizzarias e churrerias veganas também surgiram no cenário da gastronomia paulistana recente. Já no Rio de Janeiro, a chef Tiana Rodrigues desenvolveu o conceito de alimentação viva, à base de alimentos germinados e orgânicos (FREIXA; CHAVES, 2019). A criatividade na combinação de ingredientes vegetais para a preparação de pratos saborosos atrai o público jovem, que hoje encontra grande variedade de restaurantes vegetarianos e veganos.

Figura 7 – Hambúrguer de grão-de-bico, quinoa e espinafre

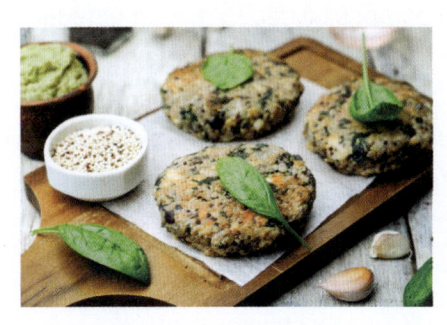

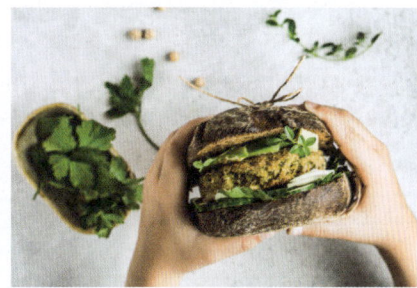

Ainda pouco difundida no mundo, na vertente da cozinha vegana existe uma culinária denominada "raw food" (cozinha crua ou crudívora), praticada, por exemplo, pelo chef estadunidense Charlie Trotter, em Chicago. É feita à base de vegetais, frutas e sucos, sendo sua principal técnica a desidratação dos alimentos durante 12 a 18 horas, em temperaturas de até 42 °C (FREIXA; CHAVES, 2019). A fermentação e a germinação dos alimentos também fazem parte das técnicas utilizadas (BRACONNOT, 2017).

Germinar é o processo de despertar as sementes para a vida; já a fermentação é o processo de transformação com a ajuda de bactérias ou fungos dos próprios alimentos (BRACONNOT, 2017). Ambos os métodos trazem vantagens nutricionais por diminuírem a quantidade dos fatores antinutricionais nos alimentos.

A liquefação também é muito usada na cozinha crua, por meio do uso de liquidificador, prensa, processador ou peneiras de pano, que permitem retirar o líquido contido nos vegetais, frutas e raízes para o preparo de sucos, cremes, sopas, molhos e maionese (BRACONNOT, 2017).

A soja é um ingrediente muito versátil na gastronomia, para além dos hambúrgueres e salsichas vegetais. A culinária oriental transforma a soja em queijos, molhos e temperos. Soja fermentada produz o natto e o tempê, utilizados, respectivamente, na culinária japonesa e da Indonésia. Vários produtos à base de soja são encontrados nos mercados, como leite, creme de leite, leite condensado, patês, sorvetes, sucos, queijo (tofu), iogurtes e óleo (FREIXA; CHAVES, 2019).

No Brasil, as PANCs ampliam as possibilidades de alimentação vegana, bem como de uma economia mais sustentável para os pequenos agricultores e a agricultura familiar, já que são vegetais não explorados pelo agronegócio (FRONZA *et al.*, 2020). Por exemplo: ora-pro-nóbis, taioba e peixinho-da-horta.

PARA SABER MAIS

A grandeza da cultura gastronômica brasileira é valorizada pelos ingredientes vegetais típicos que foram incorporados na nossa alimentação desde o século XV por influências portuguesas, africanas e indígenas. Alguns exemplos são:

- **Ingredientes vegetais nativos do Brasil:** abacaxi, açaí, amendoim, araçá, bacuri, banana-da-terra (pacova), batata-doce, buriti (palmeira), cacau, cajá, caju, castanha-do-pará, cupuaçu, erva-mate, feijão-de-corda, feijão-preto, goiaba, graviola, guaraná, guariroba, jenipapo, mamão, mandioca, farinha de mandioca, mangaba, maracujá, milho, pequi, pimenta, pitanga, pitomba, umbu, urucum.

- **Ingredientes vegetais tipicamente encontrados na culinária brasileira, mas de origem africana:** banana, jiló, inhame, quiabo, coco, melancia, dendê, pimenta-malagueta.

- **Ingredientes vegetais muito usados na cozinha brasileira, mas originários de Portugal:** alface, arroz, alho, azeite de oliva, azeitona, chá, couve, coentro, canela, cenoura, cana-de-açúcar, cebola, cebolinha, cravo-da-índia, carambola, farinha de trigo, figo, laranja, limão, lima, marmelo, manjericão, pimenta-do-reino, pepino, salsa, tangerina, sal, uva, vinho (FREIXA; CHAVES, 2019).

Uma boa refeição vegetariana oferece variedade alimentar, prazer gastronômico e, concomitantemente, saciedade. Sementes, cereais, leguminosas, brotos, raízes, flores, folhas, nozes, frutos, fermentados, germinados, desidratados, assados, grelhados, refogados em múltiplas técnicas de preparo podem ser distribuídos harmoniosamente entre a entrada, o prato principal e a sobremesa, ou mesmo na forma de prato único.

É importante planejar o cardápio para que, ao final da refeição, a forma, as cores, os aromas, os sabores, as texturas e a quantidade de cada porção surpreendam pela harmonia (BRACONNOT, 2017). Cada etapa precisa de atenção especial para que não se repitam ingredientes. Sobremesas com frutas, nozes, sementes, frutas secas, "leites" vegetais e condimentos não deixam nada a desejar se comparadas às tradicionais (BRACONNOT, 2017), e a arte do uso do cacau e da chocolateria vegana também se faz presente nas deliciosas sobremesas sem produtos animais.

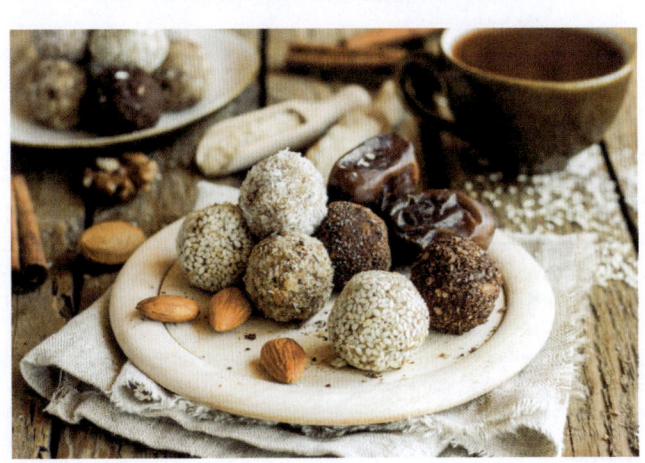

Figura 8 – Doces veganos à base de amêndoas, nozes, tâmaras, gergelim, coco, cacau, passas e melado

2 Como substituir os ingredientes animais nas receitas

Atualmente tornou-se simples substituir ingredientes animais em receitas veganas. Já existem no mercado diversas opções de produtos veganos à base de soja, oleaginosas e cereais que podem ser utilizados sem prejuízo de textura e sabor. Exercer a prática culinária com persistência, sem receio de inovar e testar ingredientes, sempre com a análise das características organolépticas finais das receitas, é a chave para aprimorar as preparações veganas e trazer melhores resultados. Para inspirar algumas sugestões de substituição em receitas, o quadro 1 exemplifica as principais substituições disponíveis baseadas na experiência culinária da autora e de especialistas em gastronomia vegana.

Quadro 1 – Opções de substituição de ingredientes animais em receitas veganas

ALIMENTO ANIMAL	OPÇÕES DE SUBSTITUIÇÃO EM RECEITAS VEGANAS
Ovo	• **Linhaça:** as sementes hidratadas conferem a textura gelatinosa do ovo para as receitas. Geralmente, para substituir 1 ovo usa-se 1 colher (sopa) de sementes de linhaça com 3 colheres (sopa) de água, deixando repousar durante 30 minutos, até que a mistura esteja espessa, gelatinosa. • **Chia:** as sementes hidratadas também conferem a textura gelatinosa para receitas. Geralmente, para substituir 1 ovo usa-se 1 colher (sopa) de sementes de chia com 3 colheres (sopa) de água, deixando repousar durante 30 minutos, até que a mistura esteja espessa, gelatinosa. • **Banana madura:** em receitas assadas, como bolos, para substituir 1 ovo geralmente usa-se 1 banana madura pequena. • **Aquafaba:** água do cozimento de leguminosas, em especial a do grão-de-bico. Após o cozimento do grão, escorra a água e armazene-a em geladeira por cerca de 8 a 12 horas. O líquido adquire textura aproximada de clara em neve. Para 1 ovo, usam-se 3 colheres (sopa) de aquafaba. • **Iogurte vegano:** também funciona bem em receitas assadas e panquecas. Para substituir 1 ovo, geralmente usam-se 40 mL de iogurte. • **Vinagre + fermento químico em pó:** substituição para fazer uma receita crescer. Geralmente, para 1 ovo, usa-se 1 colher (sopa) de vinagre misturada a 1 colher (sopa) de fermento químico. • **Farinha de milho ou fécula de batata:** para substituir 1 ovo, utilizam-se 2 colheres (sopa) diluídas em 2 colheres (sopa) de água. • **"Ovo vegano" comercial:** produto inovador à base de proteína de ervilha, amido de ervilha e linhaça, à venda em supermercados, porém com custo elevado.

(cont.)

ALIMENTO ANIMAL	OPÇÕES DE SUBSTITUIÇÃO EM RECEITAS VEGANAS
Leite	**Bebidas vegetais à base de amêndoas, arroz, aveia, coco, castanhas ou soja:** usa-se a mesma equivalência em medidas. Se a receita requer textura mais cremosa, preferir bebidas à base de oleaginosas ou soja. Se a receita requer umidade e sabor adocicado, optar por bebidas à base de cereais.
Queijo	• **Queijos veganos:** disponíveis comercialmente, geralmente à base de castanhas, polvilho, culturas de fermentação e aromatizantes. Existem no mercado nacional diversas opções de queijos veganos tipo minas frescal, muçarela, prato e requeijão. • **Levedura nutricional:** alimento em flocos à base de levedura inativa de *Saccharomyces cerevisiae* (mesma espécie utilizada na produção de pão e cerveja). É um realçador de sabor que contém proteínas, vitaminas, minerais, fibras, em especial betaglucana, e antioxidantes. Pela sua textura em flocos, pode ser utilizada em receitas em substituição ao queijo parmesão ralado, na mesma equivalência.
Iogurte	**Iogurte vegano à base de soja, coco ou ervilha:** na mesma equivalência do iogurte tradicional.
Manteiga	• **Manteiga vegana (geralmente à base de coco):** confere textura e cremosidade similar. Utilizar a mesma equivalência. • Óleo de coco • Óleo de palma • Abacate/avocado • **Pastas de oleaginosas (amendoim, castanhas, etc.):** pelo sabor característico, podem alterar a receita final, sendo boas opções para passar em pães. • **Tahine (pasta de gergelim):** confere cremosidade e é excelente fonte de cálcio. • **Homus, babaganoush e guacamole:** excelentes opções veganas para passar no pão.
Maionese	Pastas veganas à base de inhame cozido, tofu, limão, sal e temperos.
Mel	• Melado de cana • Xarope de agave
Leite condensado	A seguinte receita pode trazer sabor e textura similares aos do leite condensado em receitas veganas: • **Ingredientes:** 2,5 xícaras de leite de soja + 6 colheres (sopa) de manteiga vegana + 1 xícara de açúcar + 1 pitada de sal. • **Modo de preparo:** aquecer o leite de soja em uma panela até ferver. Em outra panela, derreter a manteiga em fogo médio. Acrescentar o açúcar. Quando começar a derreter, juntar o leite de soja ainda quente com o sal. Ferver e mexer gentilmente durante uns 5 minutos. Aguardar esfriar e usar em sua receita preferida.

Fonte: adaptado de SVB ([s. d.]), Proveg International (2019) e Fergusson (2018).

3 Fatores antinutricionais e técnicas de preparo

Existem substâncias que são classificadas como antinutrientes por causa de seus possíveis malefícios nutricionais e da interferência na absorção de micronutrientes. Entretanto, a maioria dessas substâncias tem ação positiva sobre a saúde humana. Assim, em certos casos, os denominados "antinutrientes" podem de fato ser agentes terapêuticos (PETROSKI; MINICH, 2020).

IMPORTANTE

> De todas as técnicas de preparo dos alimentos vegetais, o adequado demolho de grãos, leguminosas e cereais integrais é a que reduz consideravelmente o teor de fatores antinutricionais, especialmente de lectinas, oxalatos e fitatos. Deve ser em água, em temperatura ambiente, idealmente por 15 a 20 horas antes do cozimento. A água em que os grãos foram deixados de molho deve ser descartada. A redução dos fatores antinutricionais ocorre não só pela solubilidade em água, mas também porque o demolho estimula a germinação dos grãos, o que, principalmente em leguminosas, é bastante eficaz para esse propósito (SLYWITCH, 2022).

Os métodos de preparo culinário podem alterar o teor de antinutrientes, sendo importante orientar pessoas vegetarianas e veganas sobre esses métodos. O quadro 2 apresenta os principais fatores antinutricionais, suas alegações em saúde, os métodos de preparo dos alimentos para reduzir seus teores e um resumo das orientações nutricionais que devem ser transmitidas pelo profissional de saúde.

Quadro 2 – Principais fatores antinutricionais

FATOR ANTINUTRICIONAL	FONTES	POSSÍVEL EFEITO NA SAÚDE HUMANA	COMO REDUZIR?	ORIENTAÇÃO NUTRICIONAL
Lectina	• Leguminosas • Cereais • Sementes	• Lesão de enterócitos • Inflamação	• Imersão prolongada em água (demolho) • Fervura • Germinação — Microondas é menos efetivo na redução de lectinas. Fervura elimina de 93,8% a 100% do teor de lectinas em leguminosas.	Não consumir leguminosas cruas ou mal cozidas.
Oxalato	• Espinafre • Ruibarbo • Acelga • Amaranto • Inhame • Batata-doce • Beterraba • Azedinha	• Diminuição na absorção de cálcio, ferro, magnésio, sódio e potássio • Risco aumentado de formação de cálculo renal	• Cozimento em água • Fervura • Demolho e cozimento • Microondas — Cozimento no vapor reduz em menor grau o teor de oxalato. Tostar/assar não reduz oxalato; amendoim tostado, por exemplo, tem alto teor de oxalato.	Evitar consumir alimentos ricos em oxalato em refeições ricas em cálcio e ferro e/ou cozinhar os alimentos fontes de oxalatos.
Fitato	• Leguminosas • Cereais • Oleaginosas	• Diminuição na absorção de zinco • Antioxidante • Anticarcinogênico	• Demolho • Fermentação • Germinação por 3 a 6 dias — O cozimento não é um bom método para redução, pois o fitato é estável em altas temperaturas.	Deixar as leguminosas e cereais integrais de molho antes do cozimento. Por seu potencial antioxidante, fitato tem ação benéfica na saúde: proteção contra doença cardiovascular, doenças neurogenerativas, síndrome do intestino irritável; prevenção de litíase renal; inibição do desenvolvimento de câncer.

(cont.)

FATOR ANTINUTRICIONAL	FONTES	POSSÍVEL EFEITO NA SAÚDE HUMANA	COMO REDUZIR?	ORIENTAÇÃO NUTRICIONAL
Substâncias bociogênicas/ goitrogênicas (glucosinolato, resveratrol, flavonoides, isoflavonas)	• Brássicas (couve, couve-de-bruxelas, brócolis, couve-flor) • Soja • Linhaça • Mandioca • Painço	Hipótese de alterar a função tireoidiana pela competição na captação de iodo, mas foi comprovado que não causam alterações na glândula tireoide de seres humanos.	• Fermentação • Cozimento em água ou vapor	Não deixar de consumir nenhum alimento que contenha substâncias bociogênicas para proteger a função tireoidiana. A presença do estado nutricional adequado em iodo é um fator de proteção contra as substâncias bociogênicas. Mesmo com redução na ingestão de iodo, os estudos ainda demonstram que não há relação com problemas na tireoide.
Fitoestrogênio (isoflavonas, lignanas, estilbenos, coumestrol)	• Soja • Produtos de soja • Linhaça	Possível ação como desregulador endócrino, mas fitoestrogênios têm ação positiva na prevenção e no tratamento do câncer de mama.	Não é possível.	Seu uso é benéfico e recomendado para pessoas com câncer de mama, útero e próstata. A microbiota atua na conversão dos fitoestrogênios em sua forma ativa, e as dietas vegetarianas são mais favoráveis ao perfil de microbiota de conversão.
Taninos	• Vinhos • Chá • Cacau • Leguminosas • Frutas • Oleaginosas • Cereais integrais	• Possível inibição na absorção de ferro, mas estudos não comprovaram esse efeito • Antioxidante	• Cozimento • Retirar a casca dos alimentos	Taninos não precisam ser reduzidos nos alimentos para o bom aproveitamento do ferro. Possuem efeito antioxidante. O teor de vitamina C dos produtos ricos em taninos pode ser um fator neutralizante do tanino na redução da absorção de ferro.

Fonte: adaptado de Slywitch (2022), Petroski e Minich (2020) e Samtiya *et al.* (2020).

4 Ingredientes versáteis e preparações veganas

Alguns alimentos vegetais são extremamente versáteis na cozinha e formam excelentes acompanhamentos ou pratos principais.

Os cogumelos, em especial, trazem riqueza de sabor e textura aos pratos veganos. Entretanto, vale lembrar que eles não são boas fontes de proteínas, mas de fibras e micronutrientes. Cogumelos não são animais e também não são plantas, pois pertencem ao reino Funghi, ou seja, são fungos e podem fazer parte da alimentação vegana. Na gastronomia, existem cogumelos secos, em conserva ou frescos. Os secos têm menos sabor, e os em conserva são de fácil armazenamento. Os cogumelos mais comuns são: shiitake, shimeji, cogumelo paris (champignon), porcini italiano, portobello, entre outros. Para o consumo, é necessário hidratar o cogumelo, o que pode ser feito lavando-o bem e cobrindo-o com água fervente por alguns minutos, até atingir a maciez desejada. Pode ser usado em saladas, refogados, risotos; como recheio de panquecas, tortas e massas; como ingrediente principal em croquetes e hambúrgueres, e também como integrante das versões veganas de feijoada e estrogonofe, por exemplo.

Outro ingrediente interessante para ser incorporado no cardápio é a quinoa, um cereal isento de glúten e bastante utilizado na culinária andina. A quinoa não contém proteínas na mesma magnitude que as leguminosas, já que pertence ao grupo dos cereais. Geralmente a quinoa é cozida e utilizada em preparações em substituição ao arroz, mas pode ser usada como recheio de legumes assados (tomate, abobrinha, pimentão), na forma de tabule, como salada, e também é ingrediente para bolinhos e hambúrgueres veganos, por exemplo.

NA PRÁTICA

Gastronomia infantil

O segredo da gastronomia vegana é trabalhar cores, texturas, sabores e ingredientes em combinações que tragam prazer, saciedade e nutrição. Para crianças, a apresentação em formato lúdico faz toda a diferença na aceitação da preparação.

Receitas à base de cereais, leguminosas e vegetais em formato de bolinhos, hamburguinhos, cupcakes, muffins, panquecas, legumes em formato de palitinhos ou espetos costumam agradar os olhos e o paladar infantis. Cortes em tamanhos proporcionais à mão da criança e em formatos diferenciados, bem como o uso de talheres coloridos, como garfinhos ou palitinhos decorados, também são muito bem aceitos.

O profissional de nutrição, ao atender o público materno-infantil, deve ter um portfólio de receitas veganas e vegetarianas saborosas para entregar ao paciente. Muitos livros de receitas veganas e vegetarianas existem atualmente para inspirar o nutricionista a encontrar opções para seus pacientes. Especificamente para o público infantil, diversos materiais de receitas vegetarianas e veganas estão disponíveis gratuitamente na internet, como *Merenda vegetariana: 102 receitas simples para uma alimentação saudável, ética e saborosa na escola* (SVB, [s. d.]) e *Alimentação vegetariana para crianças e adolescentes: guia alimentar para a família* (NAVOLAR; VIEIRA, 2020).

Figura 9 – Preparações coloridas e em formato adequado para as crianças

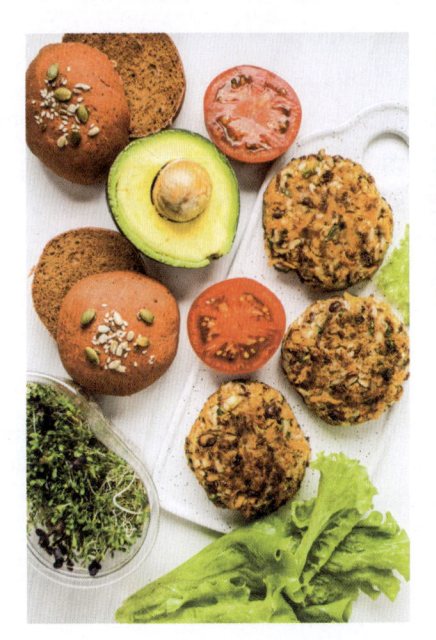

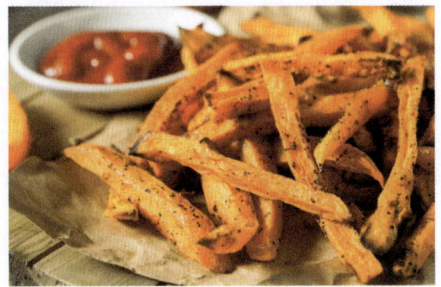

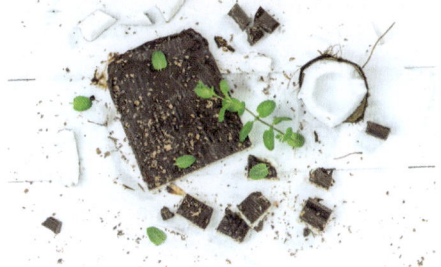

Considerações finais

A gastronomia vegetariana e vegana evoluiu consideravelmente nos últimos anos. A simples combinação de ingredientes vegetais em riqueza de cores, apresentação, sabor e textura que agradam aos sentidos não deixa nada a desejar em comparacão com a gastronomia tradicional. Chefs se destacaram nos cenários nacional e internacional ao trazerem mais adeptos para o vegetarianismo e veganismo.

A criação e o abate de animais para o consumo humano emprega métodos cruéis que muitas vezes são desconhecidos da população onívora. É importante trazer luz às práticas que originam carnes suculentas e queijos saborosos, tanto para profissionais da nutrição como para o público em geral.

Há diversas alternativas vegetais muito saborosas e nutritivas para os produtos animais, seja para a substituição em receitas, seja para criativas preparações de pratos principais e sobremesas. Estudar e aprimorar os conhecimentos nutricionais e as técnicas culinárias para intensificar a alimentação baseada em vegetais e livre de produtos animais é preparar o nutricionista para um futuro mais saudável e ético da alimentação humana.

Referências

BONAVITA, F. High gastronomy: vegetarianism is booming. **Luxury Tribune**, 2021. Disponível em: https://www.luxurytribune.com/en/high-gastronomy-vegetarianism-is-booming. Acesso em: 2 abr. 2022.

BRACONNOT, I. **Cozinha sem fogão**: gastronomia vegetariana e crua. São Paulo: Editora Senac São Paulo, 2017.

BRILLAT-SAVARIN, J. A. **A fisiologia do gosto**. São Paulo: Companhia das Letras, 1995.

CARDOSO, T. **Cozinha natural gourmet**: a culinária de Tatiana Cardoso e o restaurante Moinho de Pedra. São Paulo: DBA, 2009.

CARDOSO, T. **Naturalíssima**: a premiada culinária da chef do restaurante Moinho de Pedra. São Paulo: Alaúde, 2012.

DUCASSE, A. **Natural**: simples, saudável e saboroso. São Paulo: Editora Senac São Paulo, 2012.

FERGUSSON, p. Forget milk and eggs. These 8 vegan substitutes will make your holiday baked goods 100 times better. **VegNews**, 2018. Disponível em: https://vegnews.com/2018/12/forget-milk-and-eggs-these-8-vegan-substitutes-will-make-your-holiday-baked-goods-100-times-better. Acesso em: 3 abr. 2022.

FREIXA, D.; CHAVES, G. **Gastronomia no Brasil e no mundo**. São Paulo: Editora Senac São Paulo, 2019.

FRONZA, A. et al. **Vegetariando**. São Paulo: Editora Senac São Paulo; Alaúde, 2020.

HARARI, Y. n. **Sapiens**: uma breve história da humanidade. Tradução: Jorio Dauster. São Paulo: Companhia das Letras, 2020.

INSTITUTO BRASILEIRO DE DEFESA DO CONSUMIDOR (IDEC) (org.). A sindemia global da obesidade, desnutrição e mudanças climática: relatório da Comissão The Lancet. **Alimentando Políticas**, jan. 2019. Disponível em: https://alimentandopoliticas.org.br/wp-content/uploads/2019/08/idec-the_lancet-sumario_executivo-baixa.pdf. Acesso em: 12 fev. 2022.

NAVOLAR, T.; VIEIRA, A. (org.). **Alimentação vegetariana para crianças e adolescentes**: guia alimentar para a família. [S. l.]: Sociedade Vegetariana Brasileira, 2020. Disponível em: https://svb.org.br/images/SVB-guia-infantil_2020-web.pdf. Acesso em: 14 mar. 2022.

PETROSKI, W.; MINICH, D. M. Is there such a thing as "anti-nutrients"? A narrative review of perceived problematic plant compounds. **Nutrients**, v. 12, n. 10, p. 2929, 2020.

PROVEG INTERNATIONAL. Vegan cheese: the 10 best dairy-free cheese alternatives. **Proveg International**, 2019. Disponível em: https://proveg.com/vegan-cheese-the-10-best-dairy-free-cheese-alternatives/. Acesso em: 3 abr. 2022.

SAMTIYA, M. et al. Plant food anti-nutritional factors and their reduction strategies: an overview. **Food Prod Process and Nutr.**, v. 2, p. 6, 2020.

SCHUCK, G.; RIBEIRO, R. **Comendo o planeta**: impactos ambientais da criação e consumo de animais. 3. ed. [S. l.]: Sociedade Vegetariana Brasileira, 2015. Disponível em: https://www.svb.org.br/livros/comendo_o_planeta.pdf. Acesso em: 12 fev. 2022.

SLYWITCH, E. **The IVU vegan nutrition guide for adults**. [S. l.]: International Vegetarian Union (IVU); Department of Medicine and Nutrition, 2022.

SOCIEDADE VEGETARIANA BRASILEIRA (SVB). **Merenda vegetariana**: 102 receitas simples para uma alimentação saudável, ética e saborosa na escola. [S. l.]: Sociedade Vgetariana Brasileira, [s. d.]. Disponível em: https://materiais.svb.org.br/merenda-vegetariana. Acesso em: 3 abr. 2022.

Capítulo 8

Prescrição nutricional na prática

O atendimento nutricional de gestantes, nutrizes e crianças vegetarianas e veganas requer capacitação especializada para atentar-se a nutrientes críticos, desenvolver o plano alimentar com o devido balanceamento dos diferentes grupos alimentares vegetais, interpretar exames laboratoriais e orientar a suplementação nutricional preventiva ou terapêutica. Neste capítulo, veremos casos clínicos com apresentação do passo a passo fundamental que todo nutricionista deve seguir na assistência ambulatorial e manejo clínico do público materno-infantil vegetariano e vegano.

1 Caso clínico 1: passo a passo para o cálculo e planejamento do plano alimentar e suplementação de uma gestante vegana

Figura 1 – Gestante vegana

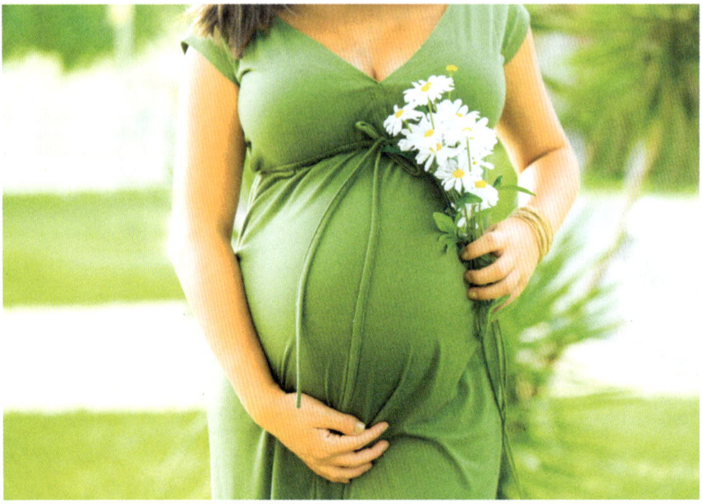

O cálculo e planejamento do plano alimentar e suplementação de uma gestante vegana pode ser realizado em cinco passos, conforme mostra a figura 2.

Figura 2 – Cinco passos para o cálculo e planejamento do plano alimentar

Passo 1	Passo 2	Passo 3	Passo 4	Passo 5
Realizar a anamnese	Realizar a avaliação antropométrica e o diagnóstico nutricional	Realizar o planejamento nutricional e a orientação alimentar	Prescrever a suplementação	Seguimento e próximos passos

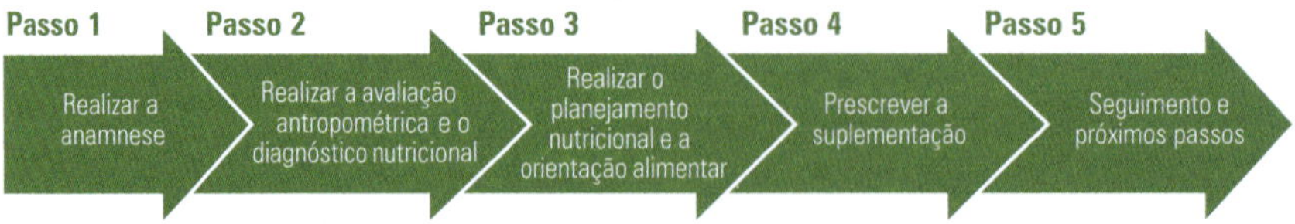

1.1 Passo 1: realizar a anamnese

A anamnese da paciente é realizada em ambulatório. Foram obtidas as seguintes informações da paciente:

- Paciente de 35 anos de idade, com idade gestacional de 16 semanas. É vegana desde a adolescência. É professora de ensino fundamental, permanece meio período do dia ministrando aulas e o restante do tempo em atividades domésticas leves ou sentada. Pratica caminhada de intensidade leve três vezes por semana com o cachorro. Gosta de cozinhar e prepara suas refeições à base de alimentos in natura. Frequenta feiras livres toda semana e consome todos os grupos de alimentos vegetais. Os lanches costumam ser mais rápidos: bolachas salgadas, frutas, café ou água.

- Pelas náuseas que sentiu no primeiro trimestre, não acredita que está comendo como deveria e está preocupada com o ganho de peso. Sente-se mais cansada e sonolenta que de costume. Não refere antecedentes familiares de doenças crônicas. Pressão arterial normal. Nos últimos exames de sangue, houve análise de hemograma e glicemia (ambos normais) e sorologia negativa para doenças de rastreio pré-natal. Está suplementada apenas com 400 μg de ácido fólico.

- Seu peso antes de engravidar era 68 kg, relativamente estável ao longo da idade adulta. No seu cartão de pré-natal consta esse peso como peso inicial da gestação. A paciente não sabe quanto peso já ganhou até agora, mas sente que a barriga e as mamas aumentaram. Principal motivo da consulta: quer uma gestação saudável mantendo a alimentação vegana.

A partir das informações coletadas, o profissional de nutrição acolhe as preocupações e dúvidas e informa que precisará realizar a avaliação antropométrica para melhor orientar a alimentação e necessidades nutricionais individuais. Pede permissão para aferir os dados antropométricos e segue o atendimento com o passo 2.

1.2 Passo 2: realizar a avaliação antropométrica e o diagnóstico nutricional

Utilizando instrumentos e técnicas adequadas conforme as orientações do Ministério da Saúde (BRASIL, 2011), o profissional faz a aferição do peso e estatura da paciente e calcula seu IMC.

- Peso atual = 71,2 kg
- Estatura = 1,70 m
- IMC = peso (kg) ÷ estatura (m)^2
- IMC atual = 71,2 ÷ (1,70 × 1,70)= 24,64
- Peso pré-gestacional informado no cartão de pré-natal = 68 kg
- IMC pré-gestacional = 68 (1,70 × 1,70) = 23,53

O ideal é que o IMC considerado no diagnóstico inicial da gestante seja o calculado a partir de medição realizada até a 13ª semana gestacional ou o IMC pré-gestacional referido (o limite máximo são 2 meses antes). Caso isso não seja possível, inicia-se a avaliação da gestante com os dados da primeira consulta de pré-natal, mesmo que esta ocorra após a 13ª semana gestacional (BRASIL, 2011).

Após a aferição da antropometria, o nutricionista deve colocar os dados do IMC da paciente na curva de IMC/idade gestacional (ATALAH et al., 1997; BRASIL, 2011).

Pelo gráfico 1, percebe-se que a gestante inicia a gestação com peso adequado e está eutrófica no momento da consulta, havendo ganho de peso dentro do esperado para a atual semana gestacional. O nutricionista informa que o ganho de peso gestacional total da paciente deverá ser entre 11 kg e 16 kg (IOM, 2009) para uma gestação saudável a termo.

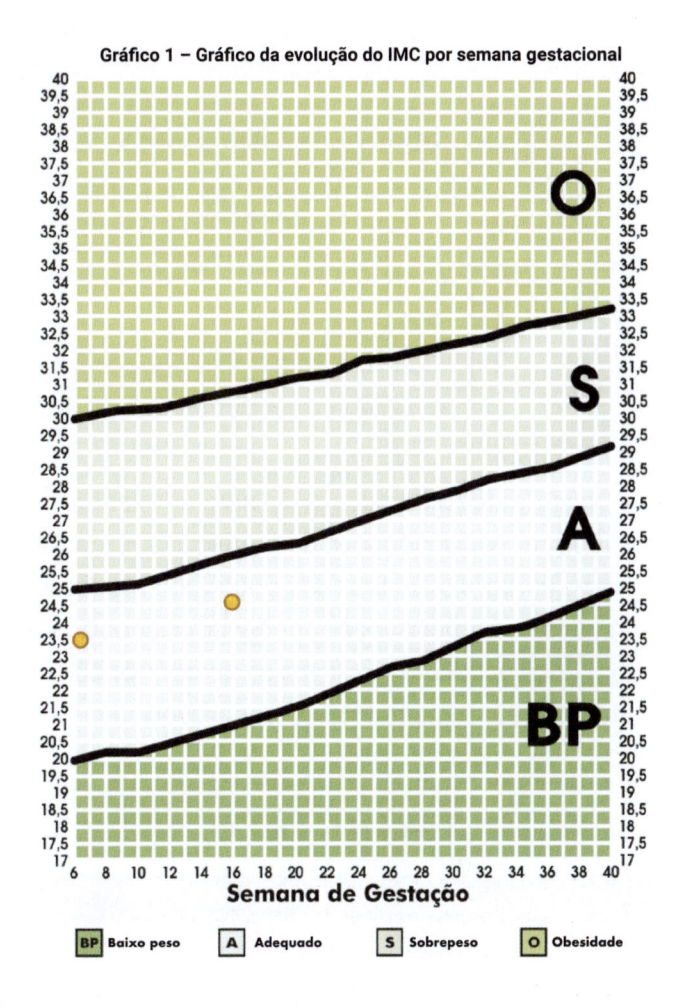

Gráfico 1 – Gráfico da evolução do IMC por semana gestacional

Fonte: adaptado de Brasil (2011).

1.3 Passo 3: realizar o planejamento nutricional e a orientação alimentar

A estimativa do gasto energético deve ser calculada a partir das informações coletadas nos passos 1 e 2. O planejamento nutricional deve levar em consideração a realização de atividade física leve, com coeficiente de atividade física de 1,12 (IOM, 2005) nas equações de gasto energético diário (GED). As recomendações de ingestão devem seguir as diretrizes para gestantes – sugere-se ver IOM (2005; 2006).

Figura 3 – Cálculo de recomendações de ingestão

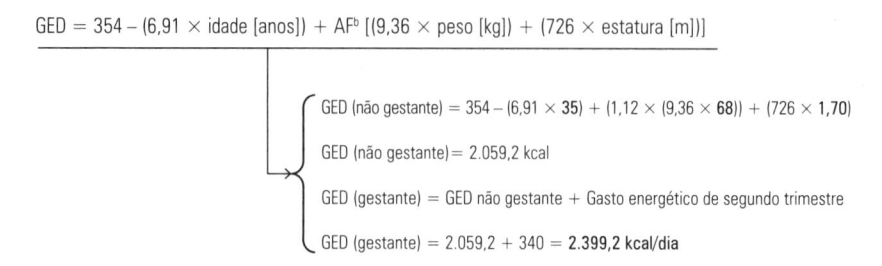

$$GED = 354 - (6{,}91 \times idade\,[anos]) + AF^b\,[(9{,}36 \times peso\,[kg]) + (726 \times estatura\,[m])]$$

- GED (não gestante) = $354 - (6{,}91 \times 35) + (1{,}12 \times (9{,}36 \times 68)) + (726 \times 1{,}70)$
- GED (não gestante) = 2.059,2 kcal
- GED (gestante) = GED não gestante + Gasto energético de segundo trimestre
- GED (gestante) = 2.059,2 + 340 = **2.399,2 kcal/dia**

O nutricionista procede, então, ao cálculo do plano alimentar com cerca de 2.400 kcal/dia, sendo 25 g de proteínas adicionais pela gestação (1,1 g proteína/kg/dia), utilizando exclusivamente alimentos de origem vegetal no cardápio. Para exemplificar um plano alimentar vegano balanceado nutricionalmente para essa paciente, propõem-se, respectivamente, um cardápio (quadro 1) e os respectivos cálculos de adequação (quadro 2).

Quadro 1 – Plano alimentar

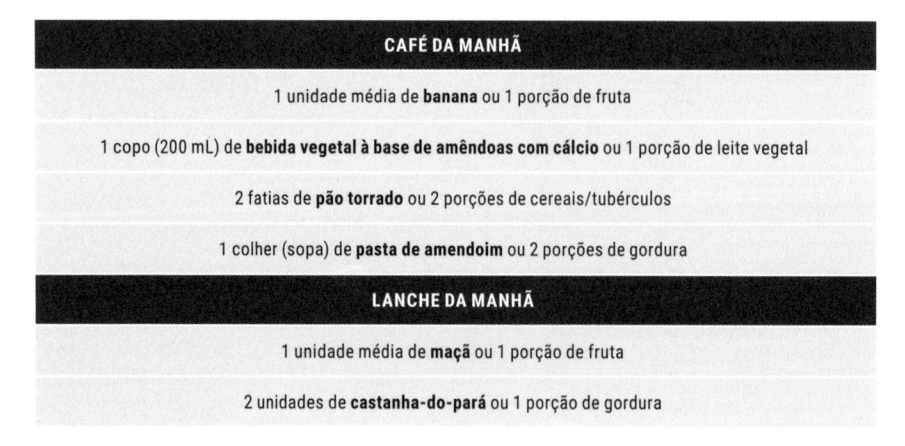

CAFÉ DA MANHÃ
1 unidade média de **banana** ou 1 porção de fruta
1 copo (200 mL) de **bebida vegetal à base de amêndoas com cálcio** ou 1 porção de leite vegetal
2 fatias de **pão torrado** ou 2 porções de cereais/tubérculos
1 colher (sopa) de **pasta de amendoim** ou 2 porções de gordura
LANCHE DA MANHÃ
1 unidade média de **maçã** ou 1 porção de fruta
2 unidades de **castanha-do-pará** ou 1 porção de gordura

(cont.)

ALMOÇO
1 pires (chá) de **salada de alface e tomate** ou 1 porção de hortaliças
1 colher de sopa de **azeite de oliva** ou 2 porções de gordura
2 colheres de servir (120 g) de **arroz integral cozido** ou 2 porções de cereais/tubérculos
3 conchas pequenas (180 g) de **feijão-preto cozido** ou 3 porções de leguminosas
½ xícara de **abóbora cozida** ou 1 porção de hortaliças
½ xícara de **brócolis cozido** ou 1 porção de hortaliças
1 unidade de **laranja** ou 1 porção de fruta
LANCHE DA TARDE
2 colheres (sopa) de **castanha-de-caju** ou 2 porções de gordura
1 copo (200 mL) de **bebida vegetal à base de amêndoas com cálcio** ou 1 porção de leite vegetal
2 colheres (sopa; 25 g) de **proteína em pó vegana** batida na bebida de amêndoas
JANTAR
1 espiga de **milho cozido** ou 2 porções de cereais/tubérculos
Salada de repolho roxo com grão-de-bico cozido e uvas passas: 3 conchas ou 2 porções de leguminosas + 1 porção de hortaliças
2 colheres (sopa) de **azeite de oliva** ou 2 porções de gordura
½ unidade média de **manga** ou 1 porção de fruta
LANCHE DA NOITE
2 fatias de **pão 100% integral** ou 2 porções de cereais/tubérculos
2 colheres (sopa) de **homus (pasta de grão-de-bico)** ou **tofu** ou 1 porção de leguminosas

O quadro 2 apresenta o valor calórico total e os macronutrientes que devem ser calculados pelo nutricionista. Nesse caso clínico, foram utilizados a tabela de composição de alimentos do Departamento de Agricultura dos EUA (USDA, 2019) e os softwares Microsoft Excel e ESHA's Food Processor® Nutrition Analysis. Percebe-se que o plano alimentar apresenta adequação na distribuição de macronutrientes no valor calórico total (VCT), baixo teor de gordura saturada, colesterol nulo (naturalmente, por não conter alimentos animais) e alto teor de fibras. Perfil de ingestão similar foi observado em indivíduos veganos nos estudos de coorte apresentados anteriormente.

Quadro 2 – Valor nutricional do cardápio apresentado para energia, macronutrientes, colesterol e fibras

Energia	2.416 kcal
Proteínas	85,2 g (13,5%) ou 1,2 g/kg/dia
Carboidratos	358 g (56,6%)
Gorduras	84 g (29,9%)
Saturada	4,6%
Monoinsaturada	16,8%
Poli-insaturada	5,8%
Trans	0%
Colesterol	0 mg
Fibras	50,5 g

Na apresentação do cardápio à paciente, é de fundamental importância sugerir alimentos substitutivos para cada grupo alimentar, pois a gestante não deve comer todos os dias a mesma comida e deve ter autonomia para decidir entre os diferentes alimentos que mais lhe agradam e apetecem. Assim, o cardápio é individualizado a cada dia, mantendo o balanceamento nutricional por meio de substituições equivalentes nos grupos alimentares. Com isso, o padrão de ingestão nutricional ao longo das semanas permanece próximo ao do cardápio modelo de dia alimentar, mas evita-se a monotonia da dieta e obsessão com esquema alimentar rígido.

Também é importante frisar para a gestante que esse plano é um guia alimentar, e não uma dieta, para que ela possa respeitar seus sinais internos de fome e saciedade e, ao mesmo tempo, ter uma diretriz que assegure adequação nutricional. Técnicas de aconselhamento nutricional devem ser aplicadas na consulta, principalmente no momento da entrega do plano alimentar. Mais informações estão disponíveis em Alvarenga *et al.* (2018). É recomendável que o nutricionista apresente receitas de preparações veganas, oriente técnicas de higiene e preparo dos alimentos e sugira novos alimentos vegetais que poderão ser incluídos na rotina alimentar da paciente.

A tabela 1 apresenta a ingestão dos nove aminoácidos essenciais no cardápio vegano proposto e a adequação na ingestão destes, segundo as diretrizes do Institute of Medicine (IOM, 2005) para gestantes. É importante perceber a ampla margem de segurança na ingestão de aminoácidos essenciais na dieta vegana apresentada, que é composta por alimentos de vários grupos alimentares, em especial leguminosas e cereais integrais, que são a base da ingestão proteica no veganismo. Para cálculos de perfil de aminoácidos, o nutricionista deve prestar atenção aos dados de aminoácidos nas tabelas de composição de alimentos utilizadas na análise. Isso porque muitas tabelas não apresentam a quantidade de cada aminoácido, apenas o total de proteínas. Isso acarreta a subestimação da ingestão de aminoácidos essenciais pela falta de informação precisa, o que pode levar à ideia errônea de inadequação proteica.

Tabela 1 – Os nove aminoácidos essenciais e a ingestão (g/dia) de cada aminoácido no plano alimentar proposto; recomendação de ingestão diária (RDA) para gestantes (mg/kg de peso/dia); RDA para a paciente do caso clínico apresentado (g/dia); e percentual de adequação da ingestão (%)

AMINOÁCIDOS ESSENCIAIS	INGESTÃO NO PLANO ALIMENTAR (g/dia)	RDA (mg/kg/dia)*	RDA (g/dia)**	% DE ADEQUAÇÃO
Histidina	2,04	18	1,28	159%
Isoleucina	3,17	25	1,78	178%
Leucina	5,84	56	3,99	146%
Lisina	4,53	51	3,63	125%
Metionina + cisteína	2,13	25	1,78	120%
Fenilalanina + tirosina	6,26	44	3,13	200%

(cont.)

AMINOÁCIDOS ESSENCIAIS	INGESTÃO NO PLANO ALIMENTAR (g/dia)	RDA (mg/kg/dia)*	RDA (g/dia)**	% DE ADEQUAÇÃO
Treonina	2,91	26	1,85	157%
Triptofano	0,85	7	0,50	171%
Valina	3,73	31	2,21	169%

* Segundo IOM (2005).
** RDA calculado a partir da RDA para paciente gestante com 71,2 kg (IOM, 2005).

A tabela 2 apresenta o teor de todos os macro e micronutrientes analisados no cardápio proposto.

Tabela 2 – Teor nutricional de macro e micronutrientes do cardápio apresentado e as recomendações de ingestão diária (DRI) para gestantes

NUTRIENTE	PLANO ALIMENTAR	DRI	NUTRIENTE	PLANO ALIMENTAR	DRI
Calorias (kcal)	2.416	2.399	Sódio (mg)	2.250	2.300
Proteína (g)	85	75	Potássio (mg)	4.304	2.900
Carboidrato (g)	358	–	Cálcio (mg)	1.417	1.000
Lipídios (g)	84	–	Fósforo (mg)	1369	700
Vitamina A (µg)	934,0	770,0	Magnésio (mg)	606	360
Vitamina D (µg)	4,8	15,0	Ferro (mg)	23,9	27,0
Vitamina E (mg)	28,5	15,0	Zinco (mg)	14,2	11,0
Vitamina K (µg)	192	90	Manganês (mg)	7,2	2,0
Vitamina C (mg)	255	85	Selênio (µg)	242,2	60,0
Vitamina B1 – Tiamina (mg)	2,0	1,4	Cobre (mg)	2,9	1,0
Vitamina B2 – Riboflavina (mg)	2,1	1,4	Cromo (µg)	20,5	30,0
Vitamina B3 – Niacina (mg)	33,1	18,0	Molibdênio (µg)	236,5	50,0

(cont.)

NUTRIENTE	PLANO ALIMENTAR	DRI	NUTRIENTE	PLANO ALIMENTAR	DRI
Vitamina B6 (mg)	2,1	1,9	Biotina (µg)	35,6	30,0
Folato (µg)	900	600	18:2 – Linoleico (g)	15,2	13
Vitamina B12 (µg)	0,0	2,6	18:3 – Linolênico (g)	1,0	1,4
Ácido pantotênico (mg)	4,5	6,0	Colina (mg)	269,2	450

Fonte: adaptado de IOM (2005; 2006; 2009).

Há adequação na ingestão nutricional de praticamente todos os nutrientes. Proteínas, cálcio, zinco e vitamina A superaram com segurança as DRIs para gestantes. As exceções foram: vitamina B12, ferro, ácido alfalinolênico, ácido pantotênico, cromo, vitamina D e colina. A suplementação do mineral ferro é mandatória para todas as gestantes, segundo as recomendações da Organização Mundial da Saúde (WHO, 2017), do Ministério da Saúde (BRASIL, 2013) e do Instituto Nacional de Saúde dos Estados Unidos (NIH, 2021). No Brasil, a dose preventiva é de 40 mg/dia de ferro elementar para gestantes (BRASIL, 2013), o que será suficiente para atingir a DRI, mas não é possível afirmar que é a dose ideal para essa gestante. Assim, a dose de suplementação deverá ser determinada clinicamente, a partir dos resultados dos exames bioquímicos da avaliação do estado de ferro, como visto anteriormente.

Vitamina B12 também é de suplementação mandatória para gestantes veganas. Na ausência de exames bioquímicos, a dose padrão de 500 µg/dia deverá ser prescrita. O nutricionista, então, solicita exame sérico de vitamina B12 e monitora os resultados com devidos ajustes na dose da suplementação para atingir concentrações séricas adequadas.

Para corrigir a ingestão de ácido linolênico (ALA) em déficit, o profissional de nutrição pode sugerir o acréscimo de óleo de linhaça cru no dia alimentar. Alguns autores recomendam que a DRI de ALA para gestantes veganas seja o dobro da de não veganas (SLYWITCH, 2022). Portanto, a ingestão recomendada de ALA em gestantes veganas será de 200% de 1,4 mg, ou seja, 2,8 mg/dia. Isso pode ser facilmente atingido com 1½ colher (chá) de óleo de linhaça cru ao dia, que contém 3,3 mg de ALA. Além do ômega-3 ALA, também é recomendada a suplementação de DHA para gestantes veganas.

Ácido pantotênico (vitamina B5) está presente em alimentos animais, mas também é encontrado abundantemente em sementes de girassol, avocados e cogumelos, em especial shiitake. Orientar a gestante vegana a incluir esses alimentos com regularidade no seu cardápio ajudará na adequação desse nutriente.

Os demais nutrientes em risco de déficit de ingestão nutricional devem ser corrigidos via suplementação.

1.4 Passo 4: prescrever a suplementação

Conforme visto anteriormente, toda gestante vegana deve receber suplementação de vitamina B12, ferro e ômega-3 vegano. Além disso, em função de possíveis riscos de déficits da ingestão de outros micronutrientes (colina e vitamina D, por exemplo), é recomendável a suplementação com polivitamínico e poliminerais pré-natal para assegurar ao menos 100% da ingestão nas DRIs da gestante. Assim, na ausência de exames laboratoriais, sugere-se:

- **Ferro elementar:** 40 mg/dia.

- **Vitamina B12 (cianocobalamina ou metilcobalamina):** 500 µg/dia.

- **Vitamina D2 ou D3 vegana:** 600 UI/dia, até no máximo 4.000 UI/dia.

- **DHA vegano:** 200 mg/dia a 300 mg/dia.

- **Polivitamínico pré-natal com colina e folato:** dose suficiente para atingir 100% da DRI para gestantes.

1.5 Passo 5: seguimento e próximos passos

O seguimento nutricional na gestação deve ser ao menos trimestral. O acompanhamento de exames séricos da gestante vegana idealmente deve incluir estado de ferro, vitamina D, vitamina B12 e glicemia, como visto anteriormente, e demais exames de rotina pré-natal. Clinicamente, o nutricionista deve efetuar os devidos ajustes tanto nas doses da suplementação, em função dos resultados laboratoriais, como no plano alimentar, em função do ganho ponderal, trimestre gestacional e estado nutricional da paciente.

2 Caso clínico 2: passo a passo para a escolha de uma fórmula infantil para bebê de 6 meses filho de casal vegano

O estudo de caso clínico 2 é sobre um bebê menino de 5 meses e 26 dias de idade, filho de um casal que é vegano há mais de 10 anos e que deseja seguir com o veganismo para o bebê. Vamos conhecer o passo a passo do atendimento nutricional neste caso.

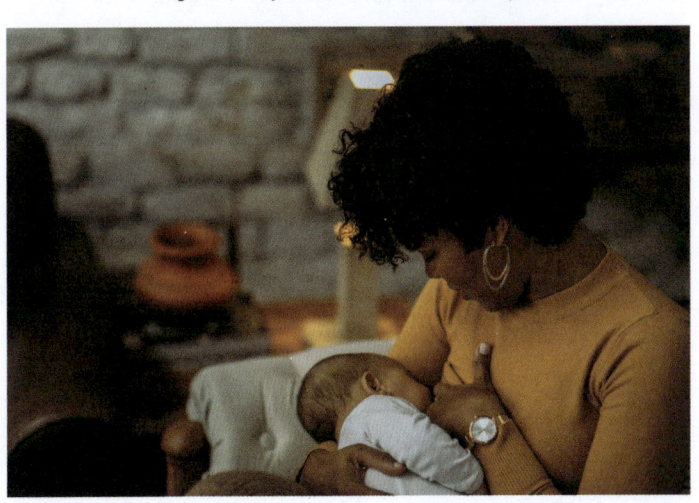

Figura 4 – Dupla mãe-bebê em amamentação

2.1 Passo 1: realizar anamnese detalhada

Ao atender mães ou pais com bebê, alguns cuidados no atendimento ambulatorial precisam ser tomados pelo profissional de saúde. Antes de iniciar a anamnese, o nutricionista se apresenta à mãe e pede permissão para conversar com ela. Faz perguntas abertas e a encoraja a falar sobre si e sobre o bebê. Ouvindo atentamente e de modo interessado, o nutricionista mantém contato visual e usa linguagem corporal adequada. A anamnese é coletada através de conversa amena e não inquisidora. O profissional deve ter especial cuidado para que os formulários de preenchimento, anamnese e demais documentos não sejam uma barreira durante o atendimento.

O profissional pratica habilidades de escuta para aprender tanto quanto possível com a mãe e elogia sempre que possível o que a mãe e o bebê estão fazendo corretamente (WHO; UNICEF, 1993). Para saber como conduzir o atendimento a bebês, o profissional deve estar devidamente capacitado em aconselhamento nutricional e especificamente em aconselhamento para o aleitamento materno. O diálogo e a interação com a família devem ser cuidadosos para incentivar o aleitamento materno e a adequada alimentação complementar, fornecendo informações acuradas e, sobretudo, promovendo a autoconfiança materna.[1]

Durante a anamnese desse caso clínico, o profissional de nutrição obteve as seguintes informações do paciente:

- Bebê a termo, nasceu de parto normal com 39 semanas e 3 dias, apgar 9/10, com corte oportuno do cordão umbilical. Iniciou aleitamento materno em sala de parto, permaneceu em alojamento conjunto com a mãe e teve alta no terceiro dia após o nascimento,

---

[1] Mais informações sobre aconselhamento efetivo podem ser obtidas em WHO e Unicef (1993); especificamente sobre amamentação, em González (2012); e sobre aconselhamento nutricional e nutrição comportamental, em Alvarenga *et al.* (2018).

sob regime de aleitamento materno exclusivo. Segue em aleitamento materno exclusivo livre demanda, e está ganhado peso adequadamente.

- A mãe, porém, está cansada e refere dificuldades para amamentar, pois está sem ajuda para cuidar da casa e do bebê, o que a faz se sentir muito sobrecarregada. A mãe é vegana há 10 anos e faz uso irregular de suplementação polivitamínica pré-natal, mas não sabe dizer o nome. Refere que está com medo de o seu leite não ser suficiente para o bebê. A mãe precisará retornar ao trabalho quando o bebê completar 7 meses e está muito aflita. O pediatra receitou fórmula infantil à base de leite de vaca, e a família procurou o nutricionista para orientar como escolher a fórmula infantil adequada para o bebê, pois gostariam que ele fosse vegano, assim como os pais.

2.2 Passo 2: realizar a avaliação antropométrica e o diagnóstico nutricional do bebê

Utilizando instrumentos e técnicas adequadas para avaliação de peso e comprimento de crianças (BRASIL, 2011), o nutricionista faz a aferição do peso e do comprimento do bebê e coloca os dados na Caderneta de Saúde da Criança, nos gráficos de peso/idade, comprimento/idade e IMC/idade, da Organização Mundial da Saúde (WHO, 2006; disponíveis em português em: Brasil, 2022). Os dados aferidos foram:

- Peso = 7,250 kg

- Comprimento = 66,5 cm

- Cálculo do IMC = peso (kg) ÷ comprimento (m)^2

- IMC = 7,250 ÷ (0,665 × 0,665) = 16,39 kg/m^2

Gráfico 2 – Gráficos de peso por idade, comprimento por idade e IMC por idade com os dados aferidos e plotados do paciente

Comprimento/estatura por Idade MENINOS
Do nascimento aos 5 anos (escores-z)

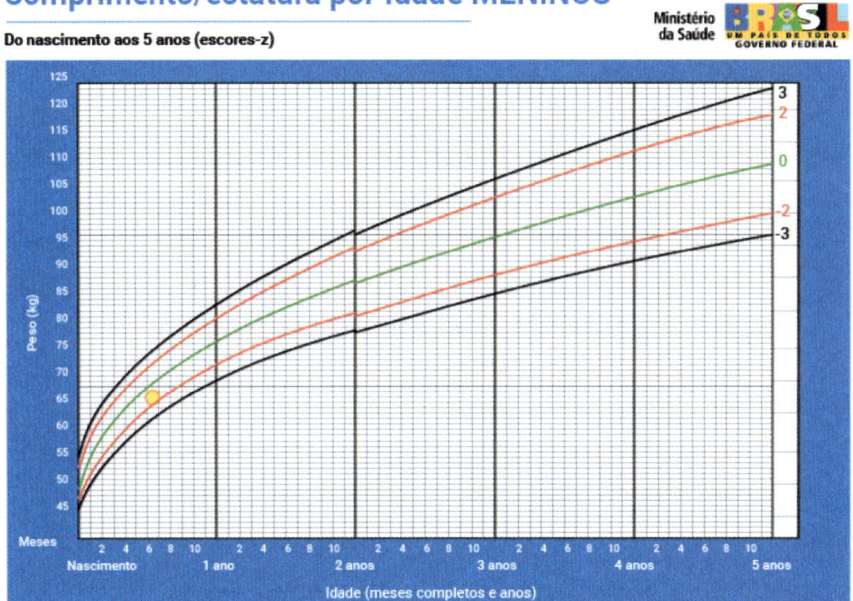

Comprimento/estatura por Idade MENINOS
Do nascimento aos 5 anos (escores-z)

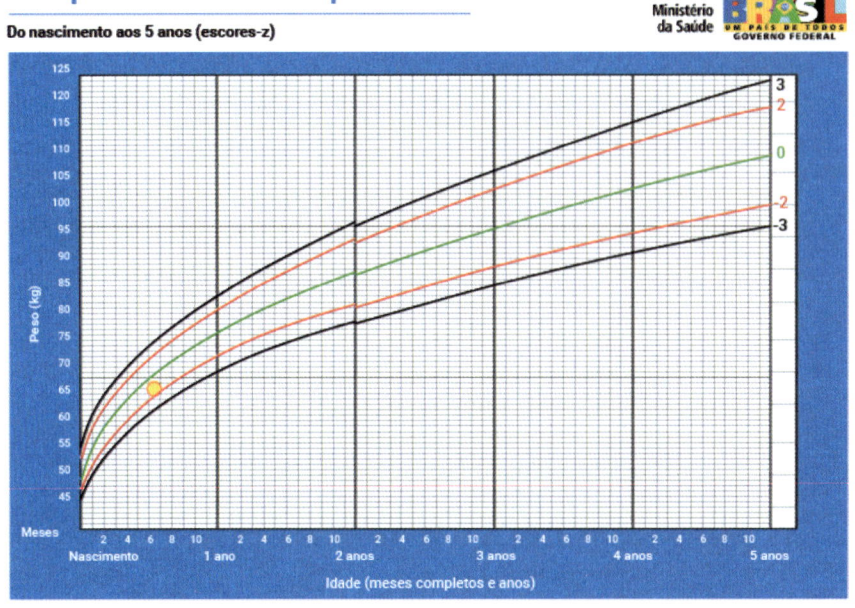

(cont.)

IMC por Idade MENINOS
Do nascimento aos 5 anos (escores-z)

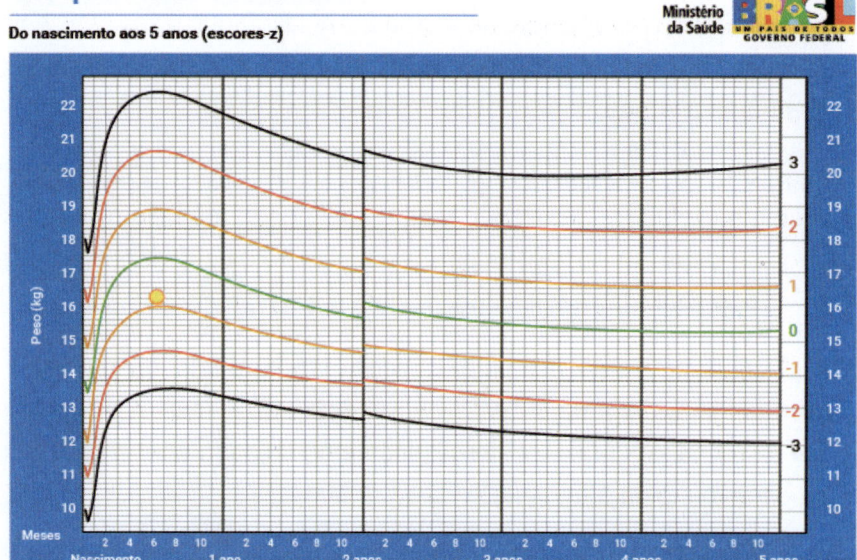

Fonte: BRASIL (2022), baseado nas curvas de crescimento da Organização Mundial da Saúde (WHO, 2006).

Pelos gráficos, pode-se perceber que o diagnóstico do estado nutricional da criança é eutrofia, pois os indicadores estão entre −2 escores Z e +2 escores Z. Ou seja, a criança está dentro da normalidade para todos os indicadores coletados. Essa informação deve ser passada para a família, tranquilizando os pais. Recomenda-se que o profissional de saúde elogie a família, parabenizando-a pelo sucesso do aleitamento materno.

2.3 Passo 3: orientar a alimentação da criança

A criança está em aleitamento materno exclusivo aos 5 meses e 26 dias de idade, totalmente de acordo com as recomendações nacionais e internacionais (BRASIL, 2019; WHO, 1993; CARVALHO; GOMES, 2017). É comum e esperada a ansiedade materna para a fase de volta ao trabalho. O profissional de nutrição deve ter muita cautela durante a consulta e não recomendar nenhuma fórmula infantil nessa fase, pois a introdução de outros tipos de leite ao bebê amamentado pode levar ao desmame precoce.

Devem ser reforçados à família todos os benefícios do aleitamento materno exclusivo até o sexto mês e continuado até pelo menos os 2 anos de idade. As vantagens para a mãe e para o bebê devem ser listadas e apresentadas em linguagem clara para a família.[2]

É oportuna a presença do pai na consulta, para falar da importância da rede de apoio e da sobrecarga materna nessa fase. A inclusão do pai na rotina dos afazeres domésticos e do cuidado com o bebê pode ajudar e muito na manutenção da amamentação.

O profissional de nutrição deve desencorajar o uso da fórmula infantil e incentivar o aleitamento materno continuado, principalmente pela proximidade da introdução alimentar do bebê. Para isso, o profissional acolhe as dificuldades da família e elogia o aleitamento materno até aquele momento. Orienta sobre ordenha, congelamento para oferta de leite materno na ausência da mãe e momento oportuno para a participação de outros cuidadores além dela na rotina alimentar do bebê.

Para desestimular o aleitamento artificial, que nesse momento não é recomendado nem necessário, o profissional de nutrição apresenta os malefícios do aleitamento artificial, conforme descrito em Brasil (2019), Carvalho e Gomes (2017) e WHO e Unicef (1993).

Ao final da consulta e a critério informativo e não prescritivo, tendo em vista que a família busca orientações sobre substitutos veganos ao aleitamento, o profissional explica que, embora o bebê não precise, existem produtos isentos de leites animais disponíveis para bebês não amamentados.

---

[2] Informações sobre os benefícios estão disponíveis em Brasil (2019).

Os leites artificiais produzidos pelas indústrias de substitutos de leite materno são bastante similares em sua composição, porque devem respeitar o Codex Alimentarius (2017). Entretanto, a publicidade e a propaganda de leites artificiais podem transmitir a ideia errônea de que existem produtos "mais similares" ao leite materno que outros, em uma tentativa antiética de ganhar a concorrência. É por isso que, em caso de indicação nutricional de substituto de leite materno, o profissional de saúde deve deixar que a escolha da marca, por razões éticas, fique a critério do paciente.

Além disso, como a composição nutricional atual dos produtos pode ser modificada sem prévio aviso do fabricante, o nutricionista deve sempre checar as informações nutricionais dos produtos antes de referi-los ou prescrevê-los. Um levantamento de informações no mercado brasileiro sobre as opções de fórmulas infantis veganas realizado em abril de 2022 para esse atendimento encontrou as seguintes opções: fórmula infantil à base de proteína hidrolisada de soja Nan® Soja (Nestlé); Aptamil® Soja 1 e Aptamil® Soja 2 (Danone); fórmula infantil à base de proteína hidrolisada de arroz Novamil® Rice (BioLab). Embora a Sociedade Brasileira de Pediatria recomende o uso de fórmula à base de soja apenas para bebês acima de 6 meses, a Academia Americana de Pediatria afirma que é seguro seu uso a partir do nascimento para bebês a termo (AAP, 1998).

Importante ressaltar que todo ômega-3 das fórmulas infantis veganas também deve ser de origem vegana, obviamente. No descritivo dos produtos comercializados no Brasil em abril de 2022, os fabricantes apresentaram a seguinte informação: ômega-3 da fórmula Nan® Soja é DHA, oriundo de microalga e fungo (respectivamente, óleos de *Crypthecodinium cohni* e *Mortierella alpina*); ômega-3 nas fórmulas Aptamil® Soja e Novamil® Rice é ácido alfalinolênico oriundo de óleos vegetais.

A vitamina D das fórmulas veganas, é claro, também deveria ser vegana. Entretanto, a vitamina D utilizada pelos fabricantes na fortificação de todos os produtos descritos é o colecalciferol, que é de origem animal (lanolina da lã da ovelha). Assim, nenhuma das quatro fórmulas infantis pode ser considerada 100% vegana.

> **IMPORTANTE**
>
> Não é recomendável a prescrição nutricional de fórmula infantil para o bebê em aleitamento materno desse caso clínico no momento da consulta. Como as dinâmicas da volta ao trabalho materno e introdução alimentar podem interferir no aleitamento, o nutricionista deve solicitar retorno em no máximo 30 dias para reavaliar as curvas de crescimento da criança e a conduta dietoterápica indicada.

2.4 Passo 4: prescrever suplementos de micronutrientes e ômega-3

O profissional de nutrição deve assegurar que as doses da suplementação de vitamina B12 e ômega-3 vegano estejam adequadas para a nutriz vegana. A dose de vitamina B12 nos polivitamínicos pré-natais costuma ser de cerca de 100% da RDA, o que é insuficiente para uma nutriz vegana. Quando a suplementação materna não está adequada, mesmo que a consulta seja para o bebê, em casos de amamentação o paciente é a "dupla mãe-bebê", e o profissional de nutrição deve suplementar a nutriz vegana com os nutrientes críticos. Na ausência de exames de sangue maternos, a suplementação materna deve ser de 500 μg/dia de vitamina B12 e entre 200 mg e 300 mg de DHA vegano (SLYWITCH, 2022).

Sempre que possível, o profissional de nutrição deve solicitar exame sérico de vitamina B12 para a nutriz vegana e revisar/ajustar a dose da suplementação no retorno. Mas é importante, desde a primeira consulta, assegurar que as doses mínimas da suplementação estejam sendo recebidas pela mãe vegana que amamenta.

É recomendável suplementar a criança com vitamina D (desde o nascimento), ferro, vitamina B12 e DHA vegano (em geral, a recomendação da suplementação para esses três nutrientes é a partir de seis meses). Assim, sugerem-se as seguintes doses preventivas, que poderão ser revistas e reajustadas no retorno/seguimento do paciente:

- **Ferro elementar (gotas):** 1 mg/kg/dia a 2 mg/kg/dia = 7 mg/dia a 14 mg/dia.
- **Vitamina D (gotas):** 400 UI/dia.
- **Vitamina B12 (metil ou cianocobalamina, gotas):** 5 µg/dia a 25 µg/dia.
- **DHA vegano (gotas):** 100 mg/dia.

2.5 Passo 5: seguimento e próximos passos

Pela proximidade da introdução da alimentação sólida do bebê, é recomendável que o nutricionista já dedique algum tempo da consulta para orientar a família sobre essa nova fase alimentar, ou que agende uma próxima conversa o mais breve possível. Mais detalhes de como realizar a orientação da introdução alimentar à família vegetariana estão no caso clínico 3, a seguir. Na próxima visita de seguimento do bebê, é fundamental checar a adesão à conduta dietoterápica prescrita, monitorar o ganho de peso e o crescimento e realizar ajustes conforme necessário.

3 Caso clínico 3: passo a passo para a consulta de introdução alimentar de bebê vegetariana

No caso clínico 3, uma bebê de 6 meses vai iniciar a alimentação sólida vegetariana.

3.1 Passo 1: realizar anamnese detalhada

Com as mesmas técnicas aprendidas no caso clínico 2, coleta-se a anamnese da família. Neste caso, abordaremos as condutas dietoterápicas para uma bebê eutrófica e saudável de 6 meses para a introdução alimentar vegetariana.

3.2 Passo 2: realizar a avaliação antropométrica e o diagnóstico nutricional

Com as técnicas aprendidas no caso clínico anterior, deve-se realizar a avaliação antropométrica na bebê, e os dados devem ser colocados nas curvas de crescimento para meninas (WHO, 2006; disponíveis em português em: Brasil, 2011). O diagnóstico nutricional é efetuado.

3.3 Passo 3: orientar a alimentação da criança

A introdução alimentar é uma fase de aprendizagem, descobertas e novidades para a bebê e para a família, o que pode trazer ansiedades e insegurança nos cuidadores. Muitas dúvidas, algumas simples e outras complexas, surgem nesse momento. É importante que o nutricionista as acolha e entenda o momento que a família está vivendo.

Para orientar a alimentação infantil, o profissional de nutrição deve iniciar a orientação alimentar explicando para a família sobre os tipos de alimentos, o grau de processamento dos mesmos e as bases da alimentação saudável infantil. Também deve tranquilizar sobre a segurança da alimentação vegetariana e vegana para a criança e sobre os benefícios a longo prazo para a saúde de não consumir alimentos animais, bem como apresentar os grupos alimentares vegetais, com exemplos de alimentos pertencentes a cada grupo. Os principais cuidados na alimentação da bebê vegetariana devem ser explicados com calma, com tempo para checar a compreensão da família sobre os conceitos e espaço para acolher e responder as dúvidas.

A manutenção do aleitamento nessa fase de introdução alimentar é fundamental, e a família deve receber a orientação sobre o ritmo de mamadas durante a introdução alimentar:

- **Bebê em aleitamento materno:** devem seguir sendo amamentado em livre demanda, ou seja, sempre que o bebê quiser mamar.

- **Bebê em aleitamento artificial:** deve receber quatro mamadas diárias entre 6 e 7 meses de idade; e então três mamadas diárias a partir do sétimo mês.

Na fase da introdução alimentar e ao longo da primeira infância, não é recomendável entregar um plano alimentar quantitativo à família, pois cada bebê tem seu ritmo de aceitação da alimentação sólida. O nutricionista deve apresentar o esquema alimentar constando o número de refeições diárias, com sugestões de horários aproximados (o horário não pode ser fixo, pois varia em função das sonecas e das mamadas da bebê), os grupos alimentares a serem oferecidos por refeição e tamanho médio das porções, porém sem indicação de que a bebê deva comer tudo, pois isso gera ansiedade na família.

O nutricionista explica sobre sinais de fome e saciedade da bebê e orienta sobre comportamento alimentar infantil, ressaltando que jamais se obriga ou se força uma criança a comer. Aspectos do desenvolvimento infantil, da autonomia e do aprender a comer sozinha segundo a idade devem ser conversados com a família.

Também se deve explicar a importância de oferecer água potável em copinhos e os malefícios da mamadeira, bicos e chupetas para o desenvolvimento da bebê.

A introdução das oleaginosas deve ser realizada em forma de pastas ou raladas, podendo ser oferecidas com frutas ou outros alimentos. Não é necessária a introdução de ovos, mas se a família optar pelo esquema ovovegetariano, a bebê poderá receber ovos (clara e gema) a partir da introdução alimentar. Laticínios, caso a família opte por lactovegetarianismo, poderiam ser incluídos em preparações culinárias a partir dos 6 meses; e o leite animal, somente a partir dos 9 meses, porém não é necessária nem recomendável essa inclusão. Laticínios contêm alto teor de sódio, podem atrapalhar o aleitamento materno e não há qualquer necessidade nutricional para bebês na introdução alimentar.

É fundamental que a família receba as receitas das preparações a serem servidas à bebê e explicações sobre as técnicas culinárias para o preparo, temperos, armazenamento e higiene dos alimentos, bem como utensílios adequados à idade. Também deve-se reforçar a importância da adequada diluição da alimentação, evitando o uso de sopas, caldos, sucos e alimentos aguados, por não apresentarem suficiente densidade nutricional e promoverem saciedade à bebê.[3]

A importância do grupo das leguminosas, seu modo de preparo adequado e sua oferta 2 vezes ao dia é parte central da consulta de introdução alimentar vegetariana. A orientação sobre a composição do pratinho da bebê, com as respectivas proporções (1/3 de leguminosas, 1/3 de cereais e tubérculos e 1/3 de legumes, vegetais e cogumelos), deve ser fornecida de maneira visual, didática e com bastante ênfase pelo nutricionista.

---

[3] Todas as informações técnicas da alimentação complementar adequada e oportuna já foram mencionadas e estão descritas em Brasil (2019).

Quadro 3 – Sugestão de esquema alimentar para ser apresentado à família
(bebê de 6 meses em aleitamento materno)

CAFÉ DA MANHÃ	Leite materno
LANCHE DA MANHÃ	Fruta e leite materno
ALMOÇO	• 1 alimento do grupo dos cereais ou raízes e tubérculos, ocupando 1/3 do prato • 1 alimento do grupo das leguminosas, ocupando 1/3 do prato • 1 ou mais alimentos dos grupos dos legumes, verduras e cogumelos, ocupando 1/3 do prato • 1 colher de óleo vegetal cru (oliva ou linhaça, por exemplo) • 1 alimento do grupo das frutas **Quantidade aproximada:** 3 colheres (sopa) deverão ser servidas como referência, e não de forma rígida, pois o apetite da criança varia muito e a evolução da introdução alimentar é lenta e individual.
LANCHE DA TARDE	Leite materno e fruta
ENTRE O LANCHE DA TARDE E A CEIA	Leite materno
CEIA	Leite materno

Quadro 4 – Sugestão de esquema alimentar para ser apresentado à família
(bebê de 7 meses em aleitamento materno)

CAFÉ DA MANHÃ	Leite materno
LANCHE DA MANHÃ	Fruta e leite materno
ALMOÇO	• 1 alimento do grupo dos cereais ou raízes e tubérculos, ocupando 1/3 do prato • 1 alimento do grupo das leguminosas, ocupando 1/3 do prato • 1 ou mais alimentos dos grupos dos legumes, verduras e cogumelos, ocupando 1/3 do prato • 1 colher de óleo vegetal cru (oliva ou linhaça, por exemplo) • 1 alimento do grupo das frutas **Quantidade aproximada:** 3 colheres (sopa) deverão ser servidas como referência, e não de forma rígida, pois o apetite da criança varia muito e a evolução da introdução alimentar é lenta e individual.
LANCHE DA TARDE	Fruta e leite materno

(cont.)

JANTAR	• 1 alimento do grupo dos cereais ou raízes e tubérculos, ocupando 1/3 do prato • 1 alimento do grupo das leguminosas, ocupando 1/3 do prato • 1 ou mais alimentos dos grupos dos legumes, verduras e cogumelos, ocupando 1/3 do prato • 1 colher de óleo vegetal cru (oliva ou linhaça, por exemplo) • 1 alimento do grupo das frutas **Quantidade aproximada:** 3 colheres (sopa) deverão ser servidas como referência, e não de forma rígida, pois o apetite da criança varia muito e a evolução da introdução alimentar é lenta e individual.
CEIA	Leite materno

O leite materno pode ser oferecido sempre que a criança quiser.

Se a criança não estiver sendo amamentada, a orientação alimentar deverá indicar o ritmo de mamadas, que muda a partir dos 7 meses de idade.

Quadro 5 – Sugestão de esquema alimentar para ser apresentado à família
(bebê de 6 meses em aleitamento artificial)

CAFÉ DA MANHÃ	Fórmula infantil
LANCHE DA MANHÃ	Fruta
ALMOÇO	• 1 alimento do grupo dos cereais ou raízes e tubérculos, ocupando 1/3 do prato • 1 alimento do grupo das leguminosas, ocupando 1/3 do prato • 1 ou mais alimentos dos grupos dos legumes, verduras e cogumelos, ocupando 1/3 do prato • 1 colher de óleo vegetal cru (oliva ou linhaça, por exemplo) • 1 alimento do grupo das frutas **Quantidade aproximada:** 3 colheres (sopa) deverão ser servidas como referência, e não de forma rígida, pois o apetite da criança varia muito e a evolução da introdução alimentar é lenta e individual.
LANCHE DA TARDE	Fórmula infantil e fruta
ENTRE O LANCHE DA TARDE E A CEIA	Fórmula infantil
CEIA	Fórmula infantil

Quadro 6 – Sugestão de esquema alimentar para ser apresentado à família (bebê de 7 meses em aleitamento artificial)

CAFÉ DA MANHÃ	Fórmula infantil
LANCHE DA MANHÃ	Fruta
ALMOÇO	• 1 alimento do grupo dos cereais ou raízes e tubérculos, ocupando 1/3 do prato • 1 alimento do grupo das leguminosas, ocupando 1/3 do prato • 1 ou mais alimentos dos grupos dos legumes, verduras e cogumelos, ocupando 1/3 do prato • 1 colher de óleo vegetal cru (oliva ou linhaça, por exemplo) • 1 alimento do grupo das frutas **Quantidade aproximada:** 3 colheres (sopa) deverão ser servidas como referência, e não de forma rígida, pois o apetite da criança varia muito e a evolução da introdução alimentar é lenta e individual.
LANCHE DA TARDE	Fórmula infantil e fruta
JANTAR	Igual ao almoço
CEIA	Fórmula infantil

A segurança nutricional desse modelo de oferecimento de alimentação sólida pode ser verificada no cálculo a seguir (quadro 7), baseado em cardápio elaborado a partir desse esquema alimentar. As quantidades indicadas são mera referência para finalidades de estimativas de ingestão nutricional, mas cada bebê tem seu próprio ritmo de aceitação de alimentos.

Quadro 7 – Cardápio para um bebê de 7 meses

LANCHE DA MANHÃ	60 g de maçã ralada
ALMOÇO	30 g de arroz integral cozido + 30 g de feijão-preto cozido + 30 g de brócolis/abóbora cozida + 5 g de azeite de oliva + 65 g de laranja
LANCHE DA TARDE	80 g de manga
JANTAR	15 g de batata cozida + 20 g de arroz integral cozido + 30 g de feijão-branco cozido + 30 g de repolho cozido + 15 g de cogumelos cozidos + 4,5 g de óleo de linhaça + 50 g de mamão
	Leite materno em livre demanda.

O leite materno deve ser oferecido em livre demanda e não foi incluído nos cálculos nutricionais aqui apresentados. No quadro 8, pode-se verificar que esse cardápio supera com folga as recomendações de proteínas: a RDA de proteínas para bebês entre 7 e 12 meses é de 1,2 g/kg/dia (IOM, 2005), e a ingestão no cardápio proposto atingiu 1,83 g/kg/dia, considerando uma bebê de 7 meses com peso no percentil 50 (WHO, 2006), que é de 7,6 kg.

Quadro 8 – Valor nutricional do cardápio apresentado à bebê de 7 meses segundo energia, macronutrientes, colesterol e fibras, excluindo aporte nutricional de leite (materno ou fórmula infantil)

Energia	443 kcal
Proteínas	13,9 g (12%) ou 1,83 g/kg/dia
Carboidratos	77,4 g (66%)
Gorduras	11,2 g (21%)
Saturada	2,9%
Monoinsaturada	9,4%
Poli-insaturada	8,0%
Trans	0%
Colesterol	0 mg
Fibras	14,6 g

Obs.: os cálculos não consideram o aporte nutricional de leite (materno ou fórmula infantil).

Mas e a qualidade das proteínas vegetais? Vimos que a adequação de aminoácidos na dieta vegana para crianças é um tema que preocupa. Entretanto, fica evidente a segurança nutricional ao se efetuar o cálculo do perfil de aminoácidos ingeridos no cardápio apresentado (tabela 3). É importante reiterar que essa ingestão de proteínas não incluiu o aporte nutricional de leite (materno ou fórmula), ou seja, a ingestão total de aminoácidos é ainda bem maior do que a calculada. Assim, fica claro que a alimentação vegana variada e adequada supre com margem de segurança as recomendações de ingestão dietética (RDA) dos nove aminoácidos essenciais para uma bebê na introdução alimentar.

Tabela 3 – Ingestão (mg) de cada aminoácido no plano alimentar proposto, recomendação de ingestão diária (RDA) (mg/kg de peso/dia) para a idade, RDA específica para a bebê com 7,6 kg (mg/dia) e percentual de adequação da ingestão (%)

AMINOÁCIDOS ESSENCIAIS	INGESTÃO NO PLANO ALIMENTAR (mg)	RDA (mg/kg/dia)*	RDA (mg/dia)**	% DE ADEQUAÇÃO
Histidina	360	32	243	148%
Isoleucina	570	43	327	174%
Leucina	1.010	93	707	143%
Lisina	880	89	676	130%
Metionina + cisteína	350	43	327	107%
Fenilalanina + tirosina	1.060	84	638	166%
Treonina	540	49	372	145%
Triptofano	170	13	99	172%
Valina	720	58	441	163%

*Segundo IOM (2005) para bebês entre 7 e 12 meses.
**RDA (IOM, 2005) para bebê de 7 meses com peso no percentil 50 (7,6 kg para menina).
Obs.: os cálculos não consideram o aporte nutricional de leite (materno ou fórmula infantil).

3.4 Passo 4: prescrever suplementos de micronutrientes e ômega-3

É recomendável suplementar preventivamente a criança com vitamina D (desde o nascimento), ferro, vitamina B12 e DHA vegano (os três nutrientes são recomendados a partir dos 6 meses de idade). Sugerem-se as seguintes doses preventivas, que poderão ser revistas e reajustadas no retorno/seguimento do paciente:

- **Ferro elementar (gotas):** 1 mg/kg/dia a 2 mg/kg/dia (7,5 mg/dia a 15 mg/dia).
- **Vitamina D (gotas):** 400 UI/dia.

- **Vitamina B12 (metil ou cianocobalamina, gotas):** 5 µg/dia a 25 µg/dia.

- **DHA vegano (gotas):** 100 mg/dia.

3.5 Passo 5: seguimento e próximos passos

O seguimento da bebê nessa fase deve ser em cerca de 30 dias, para monitoramento da introdução e aceitação da alimentação sólida. É fundamental checar a adesão à suplementação e a adequação da alimentação complementar oferecida a ela, bem como a manutenção do aleitamento. Também deve ser realizado o monitoramento do peso corporal e comprimento da bebê, bem como ajustes na conduta dietoterápica conforme necessário.

Considerações finais

Neste capítulo, aprendemos as bases para o raciocínio clínico do atendimento de gestantes, nutrizes e bebês vegetarianos e veganos pelo passo a passo dos três estudos de caso apresentados e pelos fundamentos teóricos que aprendemos anteriormente.

Manejo clínico, cálculo da prescrição nutricional e plano alimentar similares deverão ser utilizados para crianças e adolescentes vegetarianos e veganos. A clínica individual, a adesão ao plano alimentar, os resultados dos exames laboratoriais, a presença de comportamentos de risco para transtornos alimentares e demais aspectos do atendimento nutricional deverão ser analisados oportunamente no momento da consulta, com os devidos ajustes na prescrição e no aconselhamento nutricional.

A prática clínica com a devida supervisão por profissional mais experiente ou docente permitirá ao aluno a experiência necessária para a condução do atendimento nutricional materno-infantil vegetariano e vegano de forma adequada, ética e responsável.

Referências

ALVARENGA, M. et al. **Nutrição comportamental**. 2. ed. Barueri: Manole, 2018.

AMERICAN ACADEMY OF PEDIATRICS. Committee on Nutrition. Soy protein-based formulas: recommendations for use in infant feeding. **Pediatrics**, v. 101, n. 1, p. 148-153, 1998.

ATALAH, S. E. et al. Propuesta de um nuevo estandar de evaluación nutricional en embarazadas. **Rev Med Chile**, v. 125, p. 1429-1436, 1997.

BRASIL. Ministério da Saúde. **Guia alimentar brasileiro para crianças menores de 2 anos**. Brasília, DF: Ministério da Saúde, 2019.

BRASIL. Ministério da Saúde. Secretaria de Atenção à Saúde. Departamento de Atenção Básica. **Orientações para a coleta e análise de dados antropométricos em serviços de saúde**: norma técnica do Sistema de Vigilância Alimentar e Nutricional – Sisvan. Brasília DF: Ministério da Saúde, 2011. Disponível em: https://bvsms.saude.gov.br/bvs/publicacoes/orientacoes_coleta_analise_dados_antropometricos.pdf. Acesso em: 24 abr. 2023.

BRASIL. Ministério da Saúde. Secretaria de Atenção à Saúde. Departamento de Atenção Básica. **Programa nacional de suplementação de ferro**: manual de condutas gerais. Brasília, DF: Ministério da Saúde, 2013.

BRASIL. Ministério da Saúde. Secretaria de Atenção Primária em Saúde. **Vigilância alimentar e nutricional**: curvas de crescimento OMS. Brasília, DF: Ministério da Saúde, 2022. Disponível em: https://aps.saude.gov.br/ape/vigilanciaalimentar/curvascrescimento. Acesso em: 10 abr. 2022.

CARVALHO, M. R., GOMES, C. F. **Amamentação**: bases científicas. 4. ed. Rio de Janeiro: Guanabara Koogan, 2017.

CODEX ALIMENTARIUS. **Standard for infant formula and formulas for special medical purposes intended for infants**. Standard for follow-up formula CXS

156-1987. Adopted in 1987. Amended in 1989, 2011, 2017. Rome: Codex Alimentarius Commission, 2017.

GONZÁLEZ, C. **Un regalo para toda la vida**: guía de la lactancia materna. Madrid: Booket, 2012.

INSTITUTE OF MEDICINE (IOM). **Dietary reference intakes for energy, carbohydrate, fiber, fat, fatty acids, cholesterol, protein, and amino acids**. Washington, DC: The National Academies Press, 2005.

INSTITUTE OF MEDICINE (IOM). **Dietary reference intakes**: the essential guide to nutrient requirements. Washington, DC: The National Academies Press, 2006.

INSTITUTE OF MEDICINE (IOM). National Research Council committee to reexamine IOM pregnancy weight guidelines. **Weight gain during pregnancy**: reexamining the guidelines. Washington, DC: National Academies Press, 2009.

NATIONAL INSTITUTE OF HEALTH (NIH). Office of Dietary Supplements. Iron: fact sheet for health professionals. **NIH**, [s. l.], Mar. 30th, 2021b. Disponível em: https://ods.od.nih.gov/factsheets/Iron-HealthProfessional/. Acesso em: 10 mar. 2022.

SLYWITCH, E. **The IVU vegan nutrition guide for adults**. [S. l.]: International Vegetarian Union (IVU); Department of Medicine and Nutrition, 2022.

UNITED STATES DEPARTMENT OF AGRICULTURE (USDA). Agricultural Research Service. FoodData Central. **USDA**, 2019. Disponível em: https://fdc.nal.usda.gov. Acesso em: 20 mar. 2022.

WORLD HEALTH ORGANIZATION (WHO). **Breastfeeding counselling**: a training course. Participant's manual. Geneva: World Health Organization, 1993.

WORLD HEALTH ORGANIZATION (WHO). **Nutritional anaemias**: tools for effective prevention and control. Geneva: World Health Organization, 2017.

WORLD HEALTH ORGANIZATION (WHO). **WHO child growth standards**: length/height-for-age, weight-for-age, weight-for-length, weight-for-height and body mass index-for-age: methods and development. Geneva: World Health Organization, 2006.

Sobre a autora

Rachel Francischi é mestre em bioquímica pela Unicamp e *master practitioner* em programação neurolinguística (PNL). Nutricionista pela Universidade de São Paulo (USP). Atuou como nutricionista das Nações Unidas para América Latina e Caribe de 2007 a 2012. É professora convidada em cursos de graduação e pós-graduação no Brasil e no exterior. Tem aprofundamento em aconselhamento e manejo clínico do aleitamento materno, nutrição materno-infantil, avaliação metabólica e nutricional, além de nutrição vegetariana e vegana. Atende adultos e crianças em seu consultório em São Paulo e realiza oficinas de nutrição para famílias, pediatras e profissionais de saúde.